ALTERNATIV HEILEN

Herausgegeben von Gerhard Riemann

Jillie Collings wurde in Australien geboren und ist dort aufgewachsen. 1965 zog sie nach London um. Als Journalistin, Autorin und durch Rundfunksendungen hat sie sich speziell zum Themenkreis ganzheitliche Medizin und Psychologie einen Namen gemacht.

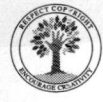

Deutsche Erstausgabe April 1997
Copyright © 1997 für die deutschsprachige Ausgabe
Droemersche Verlagsanstalt Th. Knaur Nachf., München
Das Werk einschließlich aller seiner Teile ist urheberrechtlich
geschützt. Jede Verwertung außerhalb der engen Grenzen
des Urheberrechtsgesetzes ist ohne Zustimmung des Verlages
unzulässig und strafbar.
Das gilt insbesondere für Vervielfältigungen, Übersetzungen,
Mikroverfilmungen und die Einspeicherung und Verarbeitung
in elektronischen Systemen.
Titel der Originalausgabe: »Principles of Colonic Irrigation«
Copyright © 1996 by Jillie Collings
Originally published in English by Thorsons, a Division of
HarperCollinsPublishers Ltd under the title:
Principles of Colonic Irrigation
Originalverlag: Thorsons, London
Umschlagillustration: Susannah zu Knyphausen
Satz: Ventura Publisher im Verlag
Druck und Bindung: Ebner Ulm
Printed in Germany
ISBN 3-426-76140-8

5 4 3 2 1

Jillie Collings

Die Kolon-
Hydrotherapie

Entgiftung und Vitalität
durch Darmreinigung

Aus dem Englischen von
Wolfgang Höhn

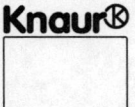

Inhalt

Einleitung

Offensichtlich gibt es nur wenige alternative Therapien, die häufiger mißverstanden werden als die Darmspülung (um ihre ursprüngliche Bezeichnung zu benutzen), die heutzutage eher als Kolon-Hydrotherapie bekannt ist. Im Prinzip handelt es sich um eine Methode, bei der gereinigtes Wasser durch eine sterilisierte Röhre in den Dickdarm geleitet wird, um Giftstoffe, Gase, angesammelte Kotreste und schleimige Ablagerungen auf sanfte Weise auszuspülen. Diese unerwünschten Substanzen werden dabei gleichzeitig durch eine zweite Röhre aus dem Dickdarm abgeleitet.

Diese Therapie hat nicht nur unter den Tabus zu leiden, mit denen bei uns alles, was mit den Eingeweiden und ihrer Funktion zu tun hat, behaftet ist, sondern auch unter der angeblichen Berühmtheit derjenigen, die sich dafür entscheiden. In Großbritannien konnte die öffentliche Meinung über Kolon-Hydrotherapie zeitweise zu der Annahme verleiten, daß eine gewisse Art von Homosexuellen, von Frauen mit Eßstörungen oder Schlankheitswahn, von Leuten mit mehr Geld als Verstand und einem Sauberkeitsfimmel sowie von besonders verfressenen Zeitgenossen zu diesem schillernden Personenkreis gehören.

In jüngster Zeit kam diese Heilmethode in Großbritannien durch die Presse unter Beschuß, als sich herausstellte, daß sowohl Diana, die Prinzessin von Wales, als auch Sarah, die Herzogin von York, Sitzungen bei Therapeuten, die bekanntlich Kolon-Hydrotherapie praktizieren, genommen hatten. Das war jedoch auch der Zeitpunkt, wo die Stimmung zugunsten der Kolon-Hydrotherapie umzuschlagen begann, denn diese beiden Frauen haben einen gewaltigen Anhängerkreis. Höchstwahrscheinlich hat ihr gemeinsames Vorbild die Briten dazu ermutigt, weniger zurückhaltend als in der Vergangenheit zu sein, wenn es darum geht, Verdauungsstörungen zuzugeben und dafür Hilfe zu suchen.

In Nordamerika hat man die Verdauungsorgane und die therapeutischen Verfahren zu ihrer Reinigung immer lockerer gesehen als in Großbritannien. Das hängt wahrscheinlich mit der gemischten kulturellen Herkunft der Amerikaner zusammen, denn dort treffen die Vorstellungen vieler Zivilisationen zusammen, von denen manche noch naturverbunden genug sind, um natürlichen Heilmethoden zu folgen. Trotz dieser positiven Feststellung ist der Gesundheitszustand der Eingeweide in Nordamerika derzeit statistisch gesehen nicht besser als in Großbritannien, obwohl sich in den USA, besonders in Gegenden wie Kalifornien und den Großstädten, das Bewußtsein für diese Probleme schneller entwickelt und man eingesehen hat, daß ein großer Bedarf für therapeutische Verfahren zur Darmsanierung wie zum Beispiel die Kolon-Hydrotherapie besteht.

Aber warum brauchen die Menschen solche Verfahren, um das zu bewerkstelligen, was die Natur mit so ausgezeichneter Ingenieurskunst eingerichtet hat? Schließlich ist es ihr doch gelungen, jenes über zehn Meter lange Leitungssystem, das zur erfolgreichen Verdauung und Ausscheidung von Nahrung benötigt wird, auf einem Raum, der kaum größer als ein kleines Kissen ist, unterzubringen.

Ein Blick auf die Statistik der Erkrankungen des Verdauungssystems kann uns jedoch vor Augen führen, daß die Natur heute irgendeine Art von Unterstützung braucht, und zwar ziemlich dringend. Die statistischen Werte für die USA zeigen uns, daß schätzungsweise 70 Millionen Amerikaner unter Darmbeschwerden leiden. Dazu gehören auch etwa 100 000 Menschen, die im Durchschnitt jedes Jahr ihr Leben wegen Darmkrebs verlieren. Für Großbritannien liefert die Statistik ein ähnliches Bild: Jeder Vierte – das sind etwa 15 Millionen Briten – hat irgendwann in seinem Leben einmal unter Darmbeschwerden zu leiden. Diese Fälle machen etwa zehn Prozent aller ärztlichen Konsultationen aus.

Darmkrebs ist inzwischen im Westen zu einer der häufigsten Todesursachen geworden. Hinter diesen nüchternen statistischen Werten verbirgt sich auch die Zahl derjenigen Menschen, deren Leben durch Kolostomie, das operative Legen eines künstlichen Darmausgangs, ›gerettet‹ wird – das sind in den USA jährlich 200 000 Patienten. Weitere Anzeichen des Unbehagens führen uns immer näher an die offensichtliche Wurzel des Übels heran: Störungen der Darmfunktion, wie sie durch die in die Höhe schießenden Verkaufszahlen für Laxativa (Abführmittel) belegt werden. So werden dafür in den USA jährlich 400 bis 600 Millionen Dollar ausgegeben, und die Verkaufszahlen für andere westliche Länder sind entsprechend hoch.

Heute stimmen die schulmedizinischen Darmexperten der Auffassung zu, die von den Vertretern der Naturheilkunde schon lange geäußert wird: Falsche Ernährung ist der Kern des Problems. Diese orthodoxe Auffassung, wie sie vom britischen ›Imperial Cancer Fund‹ formuliert wird, lautet: »Es ist davon auszugehen, daß eine Kost, die reich an Fleisch, Zucker und Fett, aber arm an Faserstoffen ist, damit in Verbindung zu bringen ist.«

Auf der Seite der Naturheilkunde vertritt der amerikanische Darmexperte Bernard Jensen, der als Therapeut innerhalb von 50 Jahren mehr als 300 000 Patienten behandelt hat, die Ansicht, daß »die Wurzel der meisten Gesundheitsprobleme im schlechten Umgang mit dem Darm zu suchen ist«.

13

Seine Beobachtungen haben ihn zu der Überzeugung gebracht, daß man in früheren Zeiten besser als heute über den Darm Bescheid wußte. Damals hat man nicht nur den Stuhl auf Schmarotzer untersucht (unter denen heutzutage weltweit schätzungsweise 200 Millionen Menschen leiden) und im Bedarfsfall zur Unterstützung der Ausscheidung Einläufe gemacht, sondern es galt auch nicht als tabu, sich mit den Eingeweiden und ihrer Funktion zu beschäftigen. Nach seiner Auffassung ist die Tatsache, daß man die Därme im wörtlichen Sinne ›aufs Klosett‹ verbannt hat, eines der schlimmsten Dinge, die der Gesundheit widerfahren sind. Ein aufschlußreicher Forschungsbericht aus Großbritannien stützt seine Thesen. In einer im Jahre 1988 durchgeführten statistischen Untersuchung wurden 1000 zufällig ausgewählte Engländer zu ihren Kenntnissen über den Darm im allgemeinen und über Darmkrebs im besonderen befragt. Auf die Frage, welche Organe von Krebs befallen werden können, erwähnten nur zehn Prozent den Darm. Als man genauer wissen wollte, ob der Darm ein krebsgefährdetes Organ wäre, antworteten nur 43 Prozent der Befragten mit ja. In einem Kommentar zu diesem Ergebnis bemerkte John Northover, einer der führenden britischen Darmchirurgen: »Darmkrebs ist weltweit die zweithäufigste Krebsart, und über die Hälfte der britischen Bevölkerung weiß das nicht!« Lassen Sie mich an dieser Stelle schnell einfügen, daß kein Darmchirurg (oder vielleicht nur einer unter einer Million) etwas von Kolon-Hydrotherapie hält. Aber lassen Sie mich ebenso schnell hinzufügen, daß bis vor ganz wenigen Jahren keine Darmchirurgen (oder nur ein paar unter einer Million) anerkennen wollten, daß die Ernährung eine bedeutende Rolle bei dieser Art von Beschwerden spielt, die statistisch gesehen im Lauf dieses Jahrhunderts immer mehr zugenommen haben.

Dabei sollte man berücksichtigen, daß das 20. Jahrhundert durch technische Entwicklungen, welche die vernünftigen Grenzen des Fortschritts überschritten zu haben scheinen, dramatische Veränderungen in unserer Lebensweise erlebt hat. Das hat unter anderem dazu geführt, daß die in diesem Jahrhundert Geborenen unter einem Zeit- und Informationsrückstand leiden. Dieser kommt dadurch zustande, daß sie unter bisher noch nicht erfaßten Bedingungen leben müssen. Wer weiß heute, ob sich nicht eines Tages herausstellen wird, daß die Mikrowelle mehr Schaden als Nutzen bringt? Wer weiß, ob sich rückblickend nicht zeigen wird, daß der Hamburger eine der gesundheitsschädlichsten Ernährungsneuheiten dieses Jahrhunderts war?

Bekannt ist uns aber die Tatsache, daß durch degenerative Erkrankungen des Kreislauf- und des Verdauungssystems immer mehr Menschen immer früher sterben müssen. Diese Krankheiten, die in erster Linie durch Ansammlung von Giftstoffen im menschlichen Körper verursacht werden, waren in früheren Zeiten vergleichsweise selten.

Die Arterien und der Dickdarm sind die bevorzugten Stellen, an denen im Organismus Abfallstoffe und Schlacken abgelagert werden: Die Blutgefäße sind insgesamt fast 100 000 km lang; der Dickdarm dehnt sich auf über anderthalb Meter aus. Bei einer Autopsie fand man einen Dickdarm von zwanzig Kilogramm Gewicht; ein anderer hatte einen Durchmesser von 23 cm bei einem freien Durchfluß (Lumen) von Bleistiftdicke.

Die entscheidende Botschaft läßt sich für alle ablesen an den Ablagerungen in den Arterien (Atherosklerose), in den Gelenken (Arthritis und Rheuma) und im Dickdarm (Verstopfung, Krämpfe, Divertikulose usw.). Sie lautet: Die Ausscheidungs- und Reinigungskapazitäten fallen weit hinter die Anforderungen eines gesunden Körpers zurück.

Dem natürlichen Organismus, dem man keinen Fehler vorwerfen kann, wird eine mangelhafte Treibstoffmischung (Nahrung) zugeführt. Man verlangt von ihm, unsere körperliche Gesundheit und Unversehrtheit trotz unserer übermäßig beschleunigten und gestreßten Lebensweise zu bewahren, und das außerdem in einer Umwelt, welche die zusätzliche Ausscheidung von Giftstoffen erfordert, um den Organismus von den Schadstoffen aus Luft, Wasser, Strahlung und Chemie zu befreien.

In der Umwelt unserer Großmütter hätte es keiner zusätzlichen Anstrengungen bedurft, um das Hauptausscheidungsorgan des Körpers, den Dickdarm, zu reinigen, aber in unseren Zeiten dürften wir wohl jedes verfügbare Mittel benötigen.

Da Kolon-Hydrotherapie weder jedem zusagt, noch sich für jeden eignet, untersucht dieses Buch ausführlich die zahlreichen anderen erfolgreichen Methoden, die man anwenden kann, um den Dickdarm von seinen toxischen Ablagerungen zu reinigen. Diese Ablagerungen stammen aus der Nahrung und aus angesammelten Abfällen, die bekanntlich Krankheiten mit sich bringen, die Resorption von Vitalstoffen behindern und schließlich, wie bei Krebs, zu krankhaftem Zellwachstum führen.

Angesichts der komplexen Krankheiten und Lebensbedingungen in unserer Zeit, unter denen jeder Dritte irgendwann einmal zu leiden hat, wie zum Beispiel Mykosen, Neuromyasthenie (Encephalomyelitis benigna myalgica) und irritabler Darm (Reizdarm), reicht eine einzige Maßnahme nur selten zur Heilung aus. Wenn die Beschwerden umfassend sind, müssen es auch die Heilmethoden sein.

Norman Walker, ein weiterer führender amerikanischer Darmexperte, hat einmal festgestellt: »Nur wenige Menschen sind sich darüber im klaren, wie direkt der Zustand

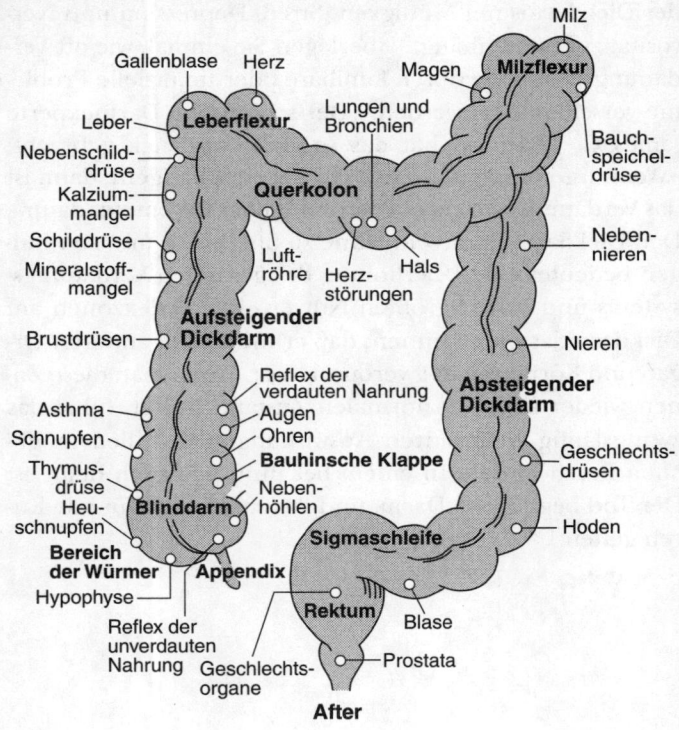

Reflexzonen am Dickdarm

17

des Dickdarms mit Müdigkeit, Streß, Depression und Nervosität zusammenhängt. Überlegen Sie einmal, wie oft Verdauungsprobleme durch familiäre oder finanzielle Probleme verschlimmert werden.« Der schottische Darmexperte James C. Thomson hat das so zum Ausdruck gebracht: »Wenn irgend etwas in unserem Leben schiefgeht, dann ist das Verdauungssystem ein empfindliches Barometer dafür.« Den Dickdarm in diesem Sinne zu überholen und zu reinigen bedeutet eine Überholung des gesamten Verdauungssystems und bringt größten Nutzen. Die Reflexzonen am Dickdarm lassen erkennen, daß er mit jedem anderen Organ und Körperteil eng verbunden ist. Wenn man diese Zonen wieder in ihren normalen Zustand bringt, führt das zwangsläufig zu positiven Auswirkungen bei allen möglichen Beschwerden. In einem bekannten Spruch heißt es: Der Tod beginnt im Darm, und das sollte auch für alle Kuren gelten.

1 Einführung in die Kolon-Hydrotherapie – Nutzen und Mißbrauch

Bei allen, die eine Kolon-Hydrotherapie in Erwägung ziehen, überschlägt sich gewöhnlich die Phantasie, wenn sie sich vorzustellen versuchen, wie die Behandlung ablaufen wird: Wie kommt das Wasser in den Darm? Wie kommt es wieder heraus? Tut es weh? Und wäre es nicht furchtbar peinlich, wenn etwas auslaufen oder stinken würde? Wo sitzt der Therapeut? Wie sind beide plaziert? Wie wird der Anstand gewahrt?

Es ist vielleicht ein Spiegelbild dafür, wie tief unsere Komplexe sitzen, wenn es um den Darm und seine Entleerung geht, daß diejenigen, die sich einer Kolon-Hydrotherapie unterziehen möchten, mehr Fragen zum äußeren Ablauf stellen als zur eigentlichen Therapie. Meist ist es jedoch leicht, sie zu beruhigen, denn die Kolon-Hydrotherapie hat schon eine lange Geschichte. Die ersten Aufzeichnungen gehen zurück ins Alte Ägypten in die Zeit um 1500 v. Chr.; und das legt doch die Vermutung nahe, daß es inzwischen gelungen sein dürfte, das Verfahren mehr oder weniger ›wasserdicht‹ zu machen.

In der Antike benutzte man hohle Kürbisse oder Melonen (als Behälter) sowie Papyrusstengel (als Röhren), und alles, was sonst brauchbar erschien. In älteren Bibelübersetzungen wird diese Technik ebenfalls erwähnt. Heutzutage benutzt man ein einfaches, aber effizientes System von sterilen Leitungen, durch welche gefiltertes Wasser durch ein klei-

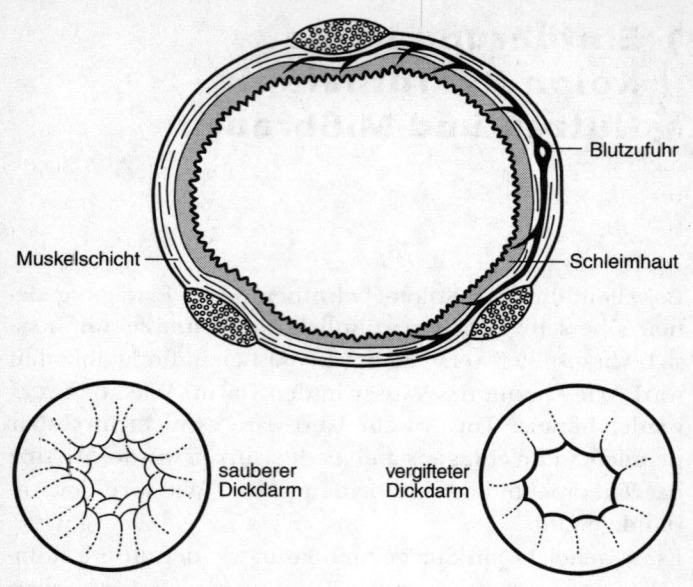

Muskelschicht

Blutzufuhr

Schleimhaut

sauberer
Dickdarm

vergifteter
Dickdarm

Querschnitt des Dickdarms

nes Rohr in den Dickdarm geleitet wird. Dieses Rohr sitzt in einem größeren Spekulum von zylindrischer Form und angenehmen Proportionen; das Spekulum wird langsam in den After eingeführt und verbleibt während der Behandlung dort. Im Spekulum befindet sich auch ein getrenntes Rohr zur Ableitung der Exkremente. Durch die Einwirkung des Wassers wird der Kot im Darm zerkleinert, so daß der Darminhalt leichter entleert werden kann.

So einfach ist die Mechanik der Kolon-Hydrotherapie. Manche haben sie als inneres Bad bezeichnet. Es wäre wohl zutreffender, sie mit einer inneren Dusche zu vergleichen, denn es ist der ständige Wasserfluß im Dickdarm, der die

Reinigung bewirkt. Der Wasserfluß hat sowohl eine spülende als auch eine aufweichende Wirkung; und wegen dieser zweiten Wirkung braucht die Kolon-Hydrotherapie Zeit. Deshalb sollte man nichts überstürzen, denn die angesammelten Kotreste, die sich überdies mit verhärtetem Darmschleim vermischt haben, haben im allgemeinen eine klebrige, gummiartige Substanz gebildet, die hartnäckig an den Darmwänden haftet und vorsichtig gelöst werden muß.

Daher sollte Kolon-Hydrotherapie in einer Serie von mehreren Sitzungen durchgeführt werden, und anfänglich sollte der zeitliche Abstand zwischen den einzelnen Sitzungen so lang sein, daß die aufweichende Wirkung der vorhergehenden Behandlung noch anhält. Die tatsächliche Dauer dieser Zwischenpausen hängt jeweils vom individuellen Gesundheitszustand des Patienten ab.

In Kapitel 2 finden sich zahlreiche Details über verschiedene Behandlungsverfahren und eine Auswahl von Techniken, bei denen man sehr flexibel vorgehen kann. An dieser Stelle ist es für die meisten Leser vielleicht wichtiger zu fragen, worin der Nutzen der Kolon-Hydrotherapie für die Darmsanierung liegt, wem sie hilft und bei welchen Beschwerden, und was genauso wichtig ist, bei welchen Menschen und bei welchen Beschwerden sie nicht von Nutzen ist.

Wann hilft Kolon-Hydrotherapie?

Eine Aufzählung der Beschwerden, bei denen Kolon-Hydrotherapie von Nutzen ist, ist eine echte Herausforderung, da nahezu alle in der Medizin bekannten Beschwerden von einer Therapieform, bei der die Hauptkanalisation des Körpers gereinigt wird, profitieren können. Krankheiten entwickeln sich stets im Zusammenhang mit der Produktion von Giftstoffen (Toxinen), und wenn diese reduziert werden, indem man ihre Ausscheidung fördert, unterstützt man den Organismus in seinem Kampf gegen die Krankheit an der Wurzel des Übels. Dabei ist die Wahl des Zeitpunkts für die Therapie von größter Bedeutung. Manche Menschen schieben es hinaus und suchen erst dann Hilfe, wenn sie von einer ernsthaften Krankheit befallen sind. Andere gehen in die Sprechstunde, wenn Funktionsstörungen wie Reizdarm (irritables, spastisches Kolon) die Darmtätigkeit beeinträchtigen. Nach Erfahrung der Therapeuten wird jedoch die bei weitem größte Gruppe von Patienten gebildet, die ihre Probleme mit langdauernder Verstopfung in den Griff bekommen möchten.

Aber nicht nur körperliche Beschwerden können von dieser Therapie profitieren, sondern auch psychische. Kolon-Hydrotherapie kann bei Streß helfen, denn sie ermutigt zum Loslassen. In gestreßtem Zutand neigen wir zum Festhalten – und dazu gehört auch der Darminhalt! Das Loslassen des Darminhalts kann gleichzeitig einen Vorgang seelischen Loslassens auslösen – eine wahre Müllabfuhr! Wegen der eindeutig festgestellten Verbindung zwischen dem Geist und der Dickdarmfunktion wird die Kolon-Hydrotherapie in vermehrtem Umfang bei Problemen angewandt, die durch psychische Störungen verursacht werden, wie zum Beispiel Eßstörungen oder Suchtwirkungen von langjährigem Alkohol- und Drogenkonsum, bei denen durch Darmreinigung eine schnellere und dauerhaftere Entgiftung ermöglicht wird. Aber dieser umstrittene und relativ neue Aspekt der Kolon-Hydrotherapie findet sich nicht immer in den offiziellen Verlautbarungen der Verbände, die diese Therapie vertreten. Das mag vor allem daran liegen, daß dadurch weitere Mißverständnisse über diese allzuoft mißverstandene Therapie genährt werden könnten. In diesem Zusammenhang ist es für den Leser beruhigend zu wissen, daß die meisten Kolon-Hydrotherapeuten zusätzlich im Umgang mit solchen Problemen geschult worden sind.

Die britische ›Colonic International Association‹, die in enger Verbindung mit ihrem amerikanischen Gegenstück, der ›American Colon Therapy Association‹, steht, listet in ihrer Broschüre über die Kolon-Hydrotherapie und ihre Indikationen folgende Beschwerden auf:

Allergien – Asthma – aufgedunsener Unterleib – Blähungen – Depression und Lethargie – Divertikulitis – Durchfall (Diarrhö) – Erschöpfung – Hautprobleme (z.B. Akne, Ekzeme und Schuppenflechte) – Hämorrhoiden – Kopfschmerzen – Leberträgheit – Neuromyasthenie – Morbus Crohn[1] und andere komplexe Darmkrankheiten – Mundgeruch – Mykosen – Schleimhautreizung des Kolons (Mucus colitis) – spastisches, irritables Kolon (Reizkolon) – Verstopfung

Bei den günstigen Nebenwirkungen wird häufig die Erleichterung bei prämenstruellen Spannungen (im Zusammenhang mit prämenstruellem Syndrom) erwähnt. Außerdem fehlt in dieser Liste auch nicht jene oft mißverstandene

[1] nicht in seinem akuten, entzündlichen Stadium. Es ist zu empfehlen, daß Sie Ihren Arzt konsultieren, falls Sie unter einer bestimmten Krankheit leiden – oder wenn Sie über die Wirkungen der Kolon-Hydrotherapie im Zweifel sind. Sie sollten dabei jedoch nicht vergessen, daß unabhängig davon, aus welchen Gründen Sie eine Kolon-Hydrotherapie machen möchten, nur wenige Ärzte dieser Behandlungsmethode zustimmen werden. Das liegt ganz einfach daran, daß sie nicht genug darüber wissen. Daher dürfte die letzte Entscheidung bei Ihnen liegen, hoffentlich mit Unterstützung eines Beraters, der sich in alternativen Therapien auskennt.

Gruppe von Patienten mit Eßstörungen wie Anorexie und Bulimie[1].

Obwohl das in den Broschüren zu meiner Überraschung nicht erwähnt wird, lindert Kolon-Hydrotherapie alle ernsthaften Krankheiten in einem bestimmten Entwicklungsstadium. Das gilt ganz besonders für den Bereich der rheumatischen und arthritischen Beschwerden. Diese werden vor allem durch Störungen in der Körperchemie hervorgerufen, zu deren Auswirkungen die Übersäuerung (Azidose) gehört. Die Reinigung des Dickdarms befreit den leidenden Organismus von einem Teil seiner angesammelten Giftladung, während die Wasserzufuhr zur Neutralisierung des Säureüberschusses beiträgt.

Eine Patientin, die jahrelang unter Arthritis gelitten und alles ausprobiert hatte, ging in ihrer Verzweiflung zur Kolon-Hydrotherapie. Nach zehn Sitzungen war sie gerade dabei, sich beim Nachmittagstee bei einer Freundin darüber zu beklagen, daß sie bis jetzt keinen großen Nutzen sehen könnte. Doch da warf diese ein: »Aber schau doch mal, was du gerade tust, und sag mir, ob du das auch vor ein paar Wochen gemacht hast!« Zu ihrem Erstaunen bemerkte die Patientin da, daß sie gerade die Teekanne hochhob und ihrer Freundin Tee einschenkte – was ihr vorher wegen der starken Schmerzen in ihren Händen unmöglich gewesen war. Die Wirkung von Verschnaufpausen bei Erkrankungen, selbst wenn sie nur vorübergehend sind, ist bis in jüngste Zeit unterschätzt worden (obwohl sich ihre Wirkung aufaddiert, wenn sie regelmäßig erfolgen). Solche Pausen ermöglichen es dem Organismus, sich an seine normalen Funktionsmechanismen zu ›erinnern‹, und schenken dem

---

[1] Dabei sollte Kolon-Hydrotherapie mit Vorsicht eingesetzt werden (siehe Kapitel 6).

Patienten außerdem eine wertvolle Erholungszeit. So wie die Linderung der Schmerzen dem Krebspatienten hilft, so hilft die Verringerung der Toxizität und Azidität allen, die unter Gelenkstörungen und -beschwerden leiden.

Ein weiterer Bereich von Erkrankungen, bei denen diese Therapie von größtem Nutzen ist, betrifft jene weit verbreitete Personengruppe, die unter den verschiedenartigen Formen der Arteriosklerose im Herzen, im Gehirn oder in den Beinen zu leiden haben. Diese ständig zunehmende degenerative Krankheit ist heute für jeden dritten Todesfall im sogenannten wohlhabenden Westen verantwortlich.

Gefäßkrankheiten sind die Folge von Verstopfung: Dabei werden die durch Cholesterin und Kalzium verhärteten Stoffwechselabfälle wie ein Belag an die Gefäßwände angelagert. Dadurch verengen sie den Durchmesser der Gefäße und behindern damit die lebenswichtige Blutzufuhr zu den Geweben.

Dickdarmreinigung trägt dazu bei, mit diesen Rückständen fertig zu werden. Man könnte sogar behaupten, daß die Krankheit sich nicht entwickelt hätte, wenn der Dickdarm in der Lage gewesen wäre, seine Abfalladung loszuwerden. Denn die Ablagerung in den Gefäßen gehört für den Organismus zu der Reihe sekundärer Maßnahmen, mit denen er versucht, die nicht zur Ausscheidung gelangten Schlacken abzulagern.

In diesem Zusammenhang ist der Hinweis interessant, daß eine eindeutige und längst bekannte Verbindung zwischen dem Querkolon und dem Herzen besteht. Daraus ließe sich folgern, daß Patienten mit eindeutigen Herzbeschwerden, die Schmerzen in der Nabelgegend empfinden, von einer Kolon-Hydrotherapie profitieren könnten. Ein Mann, den die positiven Erfahrungen seiner Frau mit der Kolon-Hydrotherapie dazu ermutigt hatten, stellte anschließend fest:

»Ich hatte ein Gefühl, als sei ein Stein von meiner Nabelgegend genommen worden. Jedes Mal, wenn ich mich verkrampfte, spürte ich, wie sich da etwas verknotete, da oben in den Därmen – vermutlich ist das mit dem englischen Ausdruck ›knotted guts‹ gemeint. ›Knoten in den Därmen‹ bedeutet Streß, und Streß bedeutet hohen Blutdruck für Erfolgstypen wie mich. Auf jeden Fall ist der Blutdruck seit der Behandlung gesunken, und meine Frau sagte mir, daß meine Laune sich ebenfalls verbessert habe. Und was ich nicht erwartet hätte, meine Augen und Ohren sind besser geworden.«

Es mag an dieser Stelle schwierig sein sich vorzustellen, wie eine einzige Therapieform für sich beanspruchen kann, so viele Beschwerden und zum Teil auch ernste Krankheiten zu lindern. Das ist vermutlich ein weiterer Grund für den schlechten Ruf der Kolon-Hydrotherapie. Es scheint ungebührlich, einen so weitreichenden Einfluß auf Krankheiten zu beanspruchen, denn das könnte so aussehen wie die Kundenliste eines erfolgreichen Callgirls, die sich wie das ›Who is Who‹ liest.

Die Linderung so vieler Beschwerden durch diese Behandlung läßt sich besser verstehen, wenn man jede Beschwerde oder Erkrankung als Zeichen dafür erkennt, daß das Abwehrsystem des Organismus geschädigt ist und daß seine Ausscheidungskanäle dabei versagen, die im Körper angehäuften Giftstoffe auszuscheiden. Das hat zur Folge, daß der schwächste Punkt des Organismus angegriffen wird (der von Familie zu Familie, von Person zu Person verschieden ist). An dieser Stelle tritt dann die Krankheit in Erscheinung, obwohl das in Wirklichkeit nicht so ist, denn sie beginnt mit mangelhafter Ausscheidung.

Donald J. Mantell, ein amerikanischer Arzt und Spezialist für Dickdarmbeschwerden, hat festgestellt, daß die Toxine aus dem Dickdarm folgende Auswirkungen auf den Organismus haben können:

– das Herz schwächen und belasten
– zur Haut gehen und Flecken, Blässe, Schuppenflechte, Leberflecken, Falten und andere Auswirkungen im Gesicht verursachen
– sich im Gehirn ablagern, die Gehirnfunktion beeinträchtigen und Senilität bewirken
– in den Gelenken Schmerzen und Steifheit hervorrufen
– in der Muskulatur Schwäche und starke Erschöpfung auslösen
– die Jugendlichkeit rauben, die Gesundheit ruinieren und vorzeitiges Altern verursachen

Dies sind erschreckende Folgen bei einer Sache, die meistens (ein Leben lang) nur als das nebensächliche Problem einer trägen Verdauung angesehen wird und eigentlich nichts ist, worüber man sich Sorgen zu machen bräuchte.

Ausscheidung und Gesundheit

Wenn man die wahre Bedeutung der Ausscheidungsfunktion betrachtet, versteht man besser, wie Kolon-Hydrotherapie bei dem generellen, im Westen ständig zunehmenden Gesundheitsproblem der Selbstvergiftung (Autointoxikation) helfen kann. Damit werden alle Stoffwechselvorgänge bezeichnet, bei denen sich toxische Abfälle in bestimmten Körperzellen ansammeln und dort die Funktion und Struktur der Zelle in ähnlicher Weise beeinträchtigen wie Alkohol die Funktion der Gehirnzellen. Der Trinker wird jedoch wieder nüchtern und die Gehirnzellen erholen sich, während Körperzellen wie diejenigen an den Dickdarmwänden die ganze Zeit mit den Auswirkungen der Selbstvergiftung zu kämpfen haben. Das führt dann allmählich mit unerbittlicher Gewißheit dazu, daß immer mehr Zellen ihre Normalfunktion ›vergessen‹ und außer Kontrolle zu geraten beginnen. Unter diesen Umständen kann Krebs entstehen: Dabei dreht ein Zellverband total durch und beginnt, in das lokale gesunde Gewebe einzudringen. Als Hauptursache der Autointoxikation gilt mangelhafte Ausscheidung. In unserer modernen Zeit hinken die Ausscheidungsvorgänge hinter den Aufnahmevorgängen her. Dies wird heute der *inneren* Verschmutzung zugeschrieben, welche durch Fehlernährung verursacht wird. Denn wir verzehren Nahrung aus einer Nahrungskette, in der immer mehr Chemikalien eingesetzt werden, um Nahrung anzubauen, sie zu verarbeiten und so grundsätzlich störend auf sie einzuwirken. Dazu kommt noch *äußere* Verschmutzung (durch Luft, Wasser, Chemikalien, Strahlung, elektromagnetische Felder) in einem Ausmaß, wie sie bisher in der Geschichte der Menschheit noch nicht aufgetreten ist. Fügt man dieser Liste noch Faktoren wie die Hektik und den Streß unserer modernen Lebensweise hinzu, die dem Organismus bekanntlich immer weniger Erholungszeit gönnen, dann erhält man das perfekte Rezept für die Degeneration und Zerstörung seiner Gewebe.

Biologisch ist dies alles nicht vorgesehen, denn Körperzellen sind in der Tat unsterblich. Zellkulturen haben in Laboratorien schon Jahrzehnte überlebt, wenn die Abfälle aus dem normalen Zellstoffwechsel täglich ausgespült werden. Eine bestimmte Zellkultur hatte bereits mehrere Jahrzehnte im Labor überlebt, und sie hätte theoretisch auch für immer so weitergelebt, hätte sich nicht menschlicher Irrtum in das Kalkül eingeschlichen – in Gestalt eines Laboranten, der an nur *einem einzigen Tag* vergessen hatte, die Kultur zu waschen.

Doch wird nach herkömmlicher Auffassung immer noch behauptet, es sei nicht notwendig, den Dickdarm täglich zu entleeren! Genauso wie sich Rußpartikel in einem Automotor oder einem Hochofen ansammeln, so gilt auch für die Rückstände im Dickdarm, daß sie sich dort allmählich in zunehmender Menge anhäufen, bis dann im mittleren Lebensabschnitt ein ständig wachsender Bauch sichtbar belegt, daß der Dickdarm durch Ablagerungen an Umfang gewonnen hat. Die Eingeweide nehmen dann auch nicht mehr den Raum eines kleinen Kissens ein, sondern haben sich nach vorn und hinten ausgedehnt, um jene charakteristische Verdickung hervorzurufen, die man als Altersspeck bezeichnet.

Man hat zwar schon immer reumütig zugegeben, daß dies ein unattraktiver Aspekt des mittleren Alters ist, dabei jedoch übersehen, daß es sich um ein Symptom für etwas viel Ernsteres handelt, nämlich für die fortschreitende Selbstvergiftung durch Anhäufung von Abfallstoffen, welche an den Dickdarmwänden haften und die dortigen Zellen langsam vergiften.

Die Tatsache, daß es dazu kommen kann, obwohl die Ausscheidungskapazitäten des Organismus wirklich beachtlich sind, ist noch beunruhigender, denn sie weist darauf hin, daß alle Ausscheidungsorgane des Körpers, von denen der Dickdarm das wichtigste, aber nicht das einzige ist, gefährdet sind. Die anderen Ausscheidungsorgane sind Nieren, Haut, Lymphsystem, Lunge und indirekt auch die Leber (siehe dazu Kapitel 3).

Um zu verstehen, was sich da im modernen Leben abspielt und warum wir zur Unterstützung der Ausscheidungsfunktion zusätzliche Therapien, wie zum Beispiel Kolon-Hydrotherapie, brauchen könnten, müssen wir direkt bis ins Säuglingsalter zurückgehen und eine Lebensweise untersuchen, die in den letzten Jahrzehnten vom Lebensbeginn an mit Mängeln behaftet zu sein scheint.

Das Lebensdrama in zehn Akten

Dr. Erich Rauch, Chefarzt eines bekannten Gesundheitszentrums für Mayr-Kuren in Österreich, schreibt in seinem Buch ›Die Darm-Reinigung nach Dr. med. F.X. Mayr‹ (auf S. 21): »Krankheit ist ein Drama in zehn Akten: Die Akte 1–3 verlaufen völlig unbeachtet, die Akte 4–6 spielen sich in überfüllten Ärztewartezimmern, die Akte 7–9 im Krankenhaus und der zehnte Akt auf dem Sterbebett ab.«
Er weist ferner darauf hin, daß schon in der Wiege ein Überernährungsmuster einsetzt, denn schon Babys werden hoffnungslos überfüttert. Er ist der Meinung, daß selbst Säuglinge, die Muttermilch, die natürlichste Nahrung überhaupt, erhalten, zu oft gestillt werden, während Flaschenkinder ihre Milch im allgemeinen durch zu große Gummisauger mit zu großen Löchern aufnehmen und deshalb zu schnell und zu viel trinken.
Es ist recht interessant, mit dieser Behauptung vor Augen zu beobachten, wie Mütter ihre Kinder füttern. Da hört man oft Mahnungen wie »ein Löffelchen für Mami, eins für Papi«, während man sehen kann, wie das Kind in Wirklichkeit versucht, dem angebotenen Löffel auszuweichen. Wenn wir ferner berücksichtigen, daß die meisten Babys mit Milch von Tieren, deren Knochen die menschlichen um ein Mehrfaches an Gewicht und Größe übertreffen, gefüttert werden, beginnen wir zu erkennen, daß Überfütterungsmuster schon in der Wiege angelegt werden. Dort lernt das

Kleinkind, daß es seinen Eltern Freude bereitet, wenn es ißt, was sie wollen. Dieses Muster begleitet uns durch die Kindheit, wo Nahrung zur Belohnung gegeben oder zur Strafe verweigert wird, und es beherrscht uns als Erwachsene, denn dann ist die psychologische Verbindung zwischen Nahrung und Belohnung so fest eingefahren, daß es praktisch unmöglich ist, sie ohne ernsthafte Störungen zu unterbrechen. So gesehen werden Eßstörungen wie Anorexie (Magersucht) und Bulimie (Freßsucht) weitaus verständlicher, weil sie als die leider fehlgeleiteten Anstrengungen eines jungen Menschen, der aus dieser lebenslangen Konditionierung auszubrechen versucht, betrachtet werden können.

Dieses Muster wirkt sich noch schädlicher auf die Gesundheit aus, wenn Kindern minderwertige, denaturierte Nahrung zur Belohnung gegeben wird (wie Kartoffelchips, Süßigkeiten und Brausegetränke), denn das fördert die Vorliebe für schlechte Ernährungsgewohnheiten. Wieviel besser wäre es da doch, ein Kind mit einem besonderen Stück Obst zu belohnen, oder – was noch besser wäre – ihm ein Geschenk oder eine Gunst zu schenken, die überhaupt nichts mit Essen zu tun haben. Wenn wir bedenken, wie oft das Wort ›Genuß‹ in der Lebensmittelreklame vorkommt, versteht man um so leichter, warum so viele Menschen in den wohlhabenden Ländern an Übergewicht leiden – man hat uns angewöhnt, als Reaktion auf unnatürliche Bedürfnisse zu essen.

Wo Ost und West sich treffen:
Der Beginn der Fehlernährung

Margie Finchell, eine führende Londoner Kolon-Hydrotherapeutin, ist eine in Amerika geborene und aufgewachsene Italienerin, die so Lebenserfahrung in verschiedenen kulturellen Milieus sammeln konnte. Sie hat bemerkt, daß sich unter ihren neueren Patientinnen junge Frauen aus dem (Fernen) Osten befinden, die sofort nach ihrer Ankunft in London dazu verleitet werden, ihre Ernährung zu ändern: und zwar von einer sehr gesunden, faserstoffreichen östlichen Kost mit wenig Reis, viel Gemüse und geringen Mengen an Fisch oder Fleisch zu einer an Kohlenhydraten und gesättigten Fettsäuren reichen Nahrung, die nur wenig Faserstoffe enthält und sich aus Nahrungsmitteln wie Brot, Kuchen, Kartoffeln, Wurst, Hamburgern und dergleichen zusammensetzt.

Außerdem geben sie ihre gesunde Gewohnheit auf, grünen Tee ohne Milch (und Zucker) zu trinken, und konsumieren statt dessen Tee und Kaffee mit Milch (und Zucker). Schon nach kurzer Zeit beginnen sie an Verstopfung, Übergewicht und unreiner Haut zu leiden. Die Haut ist übrigens eine der ersten Stellen, an der sich die Notwendigkeit einer Darmreinigung ablesen läßt. Wie eine junge Frau aus dem Osten es formuliert hat: »Ich kam hierher wie ein Schilfrohr und wurde schließlich zu einer großen, dicken Distel, und ich fühlte mich auch stachelig, innerlich wie äußerlich. Kolon-Hydrotherapie brachte mich zurück zu meinem Ausgangsgewicht, doch dann habe ich festgestellt, daß mein Problem durch den langsamen Wandel in meiner Ernährung verursacht worden war – von frischer Kost zu Fast food, von dünnen Kräutergetränken zu dicken Fleischsuppen.«

Diese Art von Wandel spielt sich heute in der ganzen Welt

ab. So bewegen sich in der Tat die Verhältnisse in Japan, das früher zu den Ländern mit der geringsten Sterblichkeit aufgrund degenerativer Erkrankungen gehörte, immer deutlicher auf die andere Seite der Statistik, und zwar in dem Maße, wie man dort mehr und mehr auf westliche Eßgewohnheiten umschaltet.

Damit ist das Drama aber noch nicht zu Ende. Zeitgenössische medizinische und chirurgische Praktiken tragen weiter zu diesen Degenerationsvorgängen bei. Zu zwei derartigen Akten in diesem Drama gehören einmal das zu häufige Verschreiben von Antibiotika (welche die wertvolle Darmflora zerstören; siehe Kapitel 3), zum anderen die operative Entfernung der Mandeln und des Appendix (beim geringsten Anlaß). Die Mandeln schützen den Hals und der Appendix den Dickdarm, und beide dienen als wichtige Verteidigungslinien gegen aggressive Keime und Allogene. So sondert der Appendix in der Tat ein keimtötendes Sekret ab. Die Entfernung dieser Abwehrsysteme, nur weil sie Anzeichen von Belastung zeigen, läßt sich vergleichen mit der Entfernung der Radaranlage an einem Flughafen, nur weil sie einen drohenden Zusammenstoß anzeigen könnte.

In Italien haben die Brüder Calderoli die Langzeitwirkungen der Mandelresektion auf den Organismus 30 Jahre lang erforscht. In ihrem Buch *Popoli Senza Tonsille* [›Menschen ohne Mandeln‹] kommen sie zu dem Schluß, daß nicht nur eine direkte Verbindung zwischen den Mandeln und dem Dickdarm besteht, sondern daß dieser (und da besonders der Appendix) auch zusätzlich belastet wird, wenn die Mandeln entfernt werden. Sie haben ferner beobachtet, daß Menschen, die ihre Mandeln behalten hatten, über mehr Energie, einen stärkeren Sexualtrieb und eine bessere Gesundheit verfügten. Letztlich führt die operative Entfernung eines bestimmten Organs im Körper dazu, daß ein anderes stärker beansprucht wird.

In diesem Zusammenhang könnte man die Resektion der Gallenblase, eine andere ganz normale Operation, als die dritte Stufe in einer Kette der Zerstörung betrachten, in der zuerst die Mandeln, dann der Appendix und zuletzt die Gallenblase entfernt werden. Die Entfernung der Gallenblase führt zu einer gestörten Zufuhr von Gallensaft, einer für die Verdauung und zur Kontrolle des Cholesterinspiegels wichtigen Substanz. Tatsächlich spielt der Gallensaft eine Schlüsselrolle bei der Aufarbeitung der Fette, einem Hauptbestandteil der westlichen Ernährung.

Ferner werden die Verdauungsvorgänge oft zusätzlich durch verschriebene Medikamente beeinträchtigt, denn viele davon können die Peristaltik beeinflussen und Verstopfung verursachen. Antibiotika zerrütten die Darmflora und schwächen dadurch den Dickdarm so sehr, daß sich schmarotzende Hefepilze (Candida albicans) ausbreiten und Mykosen hervorrufen (siehe Kapitel 5). Dies kann zu einer weiteren Beeinträchtigung der Dickdarmfunktion führen: 1. durch Giftstoffe aus dem Stoffwechsel der Candida-Pilze; und 2. durch das Durchdringen der Darmwand (in Pilzform), denn dadurch wird die Fähigkeit des Darms behindert, die sich zersetzenden Exkremente in sich zu halten und den Organismus davor zu schützen. Wenn solche Substanzen ständig in den Blutkreislauf gelangen, muß das Immunsystem in Aktion treten, und dadurch werden die Reserven dieses lebenswichtigen Systems aufgezehrt. Aus dieser Perspektive gesehen läßt sich nur allzu gut verstehen, wie im Lauf der Jahre die Gesundheit allmählich untergraben wird und eine Darmfunktion nach der anderen ausfallen kann, bis das total überlastete Immunsystem zusammenbricht und es so der einen oder anderen degenerativen

Krankheit – wie Arthritis, Herzkrankheiten, Krebs oder Alzheimer – möglich wird, Fuß zu fassen.

Ungesunde Gewohnheiten und ungesunder Lebensstil

Zu den schlechten Gewohnheiten aus der Kindheit gehört es auch, den Ruf der Natur zu ignorieren. Dieselben Eltern, die ihrem Nachwuchs mit Eifer angewöhnen, auf den Topf zu gehen (oft viel zu früh und in viel zu aggressiver Weise), vergessen auf einen Schlag die Verdauung ihrer Kinder, sobald diese einmal unter Kontrolle ist und ihnen keine Probleme mehr bereitet. Kinder sollte man dazu anhalten, nach jeder Mahlzeit aufs Klo zu gehen. Denn nach Auffassung führender Verdauungsexperten hat man bei drei Mahlzeiten pro Tag seinen Darm ebensooft zu entleeren. Sie behaupten, daß sich Ausscheidungsrückstände ansammeln, wenn das nicht geschieht.

Wenn wir außerdem die ständige Hetze des modernen Lebens betrachten (wo uns Umstände wie Fernsehen beim Frühstück und das Steckenbleiben im morgendlichen Verkehrsstau davon abhalten, dem Ruf der Natur während der wichtigsten Ausscheidungsphase des Tages zu folgen) und dies mit unserer Tendenz, uns zu überessen und zu übertrinken, in Zusammenhang bringen, wird uns klar, daß der Dickdarm mit Schwierigkeiten rechnen muß, und zwar so gewiß, als wäre er wie ein Computer auf eine Reihe bestimmter Ergebnisse hin programmiert worden.

Der Ursprung
der ungesunden Ernährung

Nun wollen wir einen Blick auf das größere soziale Muster werfen, das sich den bisher beschriebenen ungesunden, persönlichen Verhaltensmustern überlagert und dazu führt, daß Verdauungsstörungen in globalem Umfang auftreten.

Der Mensch lebte als Jäger und Sammler bis vor etwa 10 000 Jahren, als er begann, sich in bestimmten Regionen niederzulassen und seine Nahrung eher anzubauen, als sie zu sammeln und zu jagen. Seit jener Zeit wurde immer weniger frische Nahrung im Naturzustand verzehrt; dafür gelangte immer mehr Nahrung aus Vorräten auf den Speisezettel. Bis vor etwa hundert Jahren hat dieses Ernährungsmuster jedoch noch keinen wirklichen Schaden angerichtet, denn zu jener Zeit waren degenerative Leiden wie Herz- und Gefäßkrankheiten noch praktisch unbekannt. Erst im sogenannten Industriezeitalter begann sich ein neues Muster zu entwickeln und zu verfestigen:

- Vor hundert Jahren wurde nur 8% unserer Nahrung in toter Form aufgenommen.
- Vor fünfzig Jahren war dieser Anteil auf 22% gestiegen.
- Heute liegt dieser Wert bei 75%, und das ist eine vorsichtige Schätzung.

Die Forschung hat jedoch nachgewiesen, daß *lebendige* Nahrung (frische Früchte, Gemüse, unbearbeitetes Getreide usw.) der Gesundheit am besten dient. Diese Art von Nahrung enthält nicht nur die Lebensenergie, sondern auch Faserstoffe, vor allem, wenn sie pflanzlicher Herkunft ist. Denn in den letzten Jahrzehnten hat man entdeckt, daß es die Faserstoffe sind, die sowohl den Dickdarm gesund erhalten, als auch die Giftstoffe absorbieren.

Ablagerungsvorgänge und ihr Einfluß auf die Gesundheit

Außer an den Wänden des Dickdarms und der Arterien lagert der Körper seine Abfälle auch in den Zellen des Fettgewebes ab, um sich so vor ihren toxischen Wirkungen auf ähnliche Weise zu schützen wie die Menschen vor nuklearen Abfällen, die man an bestimmten Plätzen versiegelt und aufbewahrt. Fett ist bekanntlich träge und deshalb ein idealer Platz zur Aufbewahrung solcher Giftstoffe. Aber im Fall des menschlichen Organismus können diese Ablagerungen leider wieder zurückabsorbiert werden, vor allem dann, wenn ihr Besitzer sich auf eine Reduktionsdiät einläßt. Im Laufe der Jahre und Jahrzehnte muß der Körper immer mehr Plätze zur Deponierung der Giftstoffe finden – zwischen den Gelenken, im Muskelgewebe, an den Gefäßwänden, im Dickdarm –, und dann zeigen sich nach und nach allzu vertraute Symptome wie Steifheit, Aufgeblähtheit oder Kurzatmigkeit. Dem Körper fehlt es an Lagerfläche. Der dritte Teil des Lebensdramas kann beginnen: Was läßt sich tun?

In Aktion treten

So wie Sie einen Kleiderschrank ausräumen können, um Platz für neue Anschaffungen zu machen, können Sie auch den Dickdarm ausräumen. Dies werden Sie nicht über Nacht schaffen, genausowenig wie sich die Ablagerungen über Nacht angesammelt haben. Aber selbst auf die geringste Anstrengung regiert der Organismus bemerkenswert schnell. Positive Zeichen der Besserung zeigen sich oft sofort, obwohl es sich in der Praxis als vernünftig erwiesen hat, dabei mit einem halben bis ganzen Jahr zu rechnen, besonders wenn Sie es für die längste Zeit Ihres Lebens mit einem falschen Ausscheidungsmuster zu tun hatten. Danach wird sich ein deutliches Nachlassen der Symptome zeigen, *wenn Sie* sich wirklich auf ein echtes Sanierungsprogramm (wie diejenigen, die in diesem Buch beschrieben werden) eingelassen haben.

In einem bestimmten Stadium der Sanierung müssen Sie selbst herausfinden, was Sie da wirklich *persönlich* in Ordnung bringen wollen. Anders gesagt ist es dann nötig, etwas mehr über das spezifische Muster Ihrer Beschwerden zu lernen. So kann zum Beispiel Verstopfung (ebenso wie Durchfall) durch viele Faktoren verursacht werden. Allgemein gesagt kann Kolon-Hydrotherapie (oder auch andere hier vorgestellte Therapieformen) in beiden Fällen hilfreich sein, aber die Auswahl der unterstützenden Therapien und Diätformen muß in Abhängigkeit von der Ursache Ihrer Beschwerden mit Sorgfalt und Vorsicht getroffen werden.

Um Ihnen zu einem besseren Verständnis zu verhelfen, soll Ihnen Kapitel 3 Einsichten in das Funktionieren Ihres Körpers und eine kurze Beschreibung der häufigsten Symptome und Beschwerden einer gestörten Verdauung vermitteln. Unabhängig von der Art Ihrer Beschwerden ist auszuschließen, daß Kolon-Hydrotherapie in den Händen eines qualifizierten und empfohlenen Therapeuten Ihnen schaden könnte. Trotzdem sollten Sie bei den folgenden Erkrankungen bei der Reinigung Ihres Organismus mit Vorsicht vorgehen und andere, weniger schnell wirkende Ausscheidungsverfahren benutzen (wie zum Beispiel die in den Kapiteln 4 und 5 beschriebenen).

Kontraindikationen und Warnungen

1 bösartige Erkrankungen des Verdauungssystems, wo immer sie auch sein mögen
2 alle Beschwerden des Magen-Darm-Trakts, die einen Durchbruch befürchten lassen
3 anale Beschwerden, wie (offene) Hämorrhoiden, (blutende) Strikturen und Fissuren
4 Bluthochdruck (als Richtlinie könnte 160/100 mmHg gelten.)
5 schwere kardiovaskuläre Erkrankungen
6 abdominale Aneurysmen (Arterienerweiterung) und Arteriosklerose, akute Phlebitis (Venenentzündung), Thrombose und Neigung zu Blutungen
7 Beschwerden, die zu starker Entkräftung führen
8 schwere Anämieformen und Schilddrüsenüberfunktion (mit/ohne Exophthalmie)

Diese Liste stammt aus einem ausgezeichneten kleinen Buch über *Colonic Therapy* von dem in Kalifornien praktizierenden ›Dr. Gary‹ (Gary N. Lewkovich, DC, 940 San Manos Boulevard, CA 92069, USA). In der Absicht, klare Aussagen zum Thema Kontraindikationen zu machen, sei noch eine von britischen Therapeuten zusammengestellte Liste von spezifischen Beschwerden und Krankheiten hinzugefügt, die sich teilweise mit den obigen allgemeinen Empfehlungen deckt:
Dickdarmentzündung (Colitis ulcerosa) – Divertikulitis – schwere Hämorrhoiden – kardiopulmonale Insuffizienz – Megakolon – Morbus Crohn (im akuten, entzündlichen Stadium) – Niereninsuffizienz – jegliche Art von Obstruktionen des Darms (wie Tumoren oder Zysten im Rektum oder Dickdarm). Zu äußerster Vorsicht und ärztlicher Überwa-

chung ist ferner zu raten bei Schwangerschaft (nach dem 3. Monat) oder bei Neigung zu Wassereinlagerung und Ödemen. In allen anderen Fällen kann Kolon-Hydrotherapie für die Mehrzahl von Patienten mit Dickdarmbeschwerden als hilfreich angesehen werden. Natürlich hat der Behandlung eine ausführliche Anamnese vorauszugehen, und Krankengeschichte und Symptome sollten sorgfältig berücksichtigt werden. Kein vertrauenswürdiger Kolon-Hydrotherapeut wird ohne diese vorbereitenden Schritte mit der Behandlung beginnen.

Anzeichen und Symptome

Es ist eine strittige Frage, zu welchem Zeitpunkt sich diejenigen, bei denen sich im Dickdarmbereich Störungen oder Symptome wie die bisher in diesem Kapitel erwähnten zeigen, dafür entscheiden sollen, Hilfe zu suchen? Sollte dies besser früher oder besser später geschehen?

Auch wenn die Antwort darauf jedem einzelnen überlassen werden muß, sollen an dieser Stelle doch ein paar zusammengefaßte Indikationen gegeben werden:

– jegliche Form von Verstopfung (auch wenn sie nur sporadisch auftritt)
– Aufgeblähtheit und Unbehagen nach dem Essen
– Hautausschläge wie Akne
– belegte Zunge, unangenehmer Mundgeruch, übelriechende Blähungen
– Afterjucken (und andere Symptome von Schmarotzern und Candida)
– Eßstörungen
– häufig auftretende Kopfschmerzen mit/ohne Erschöp-

fung und Lethargie, einschließlich müder Augen und
schlechter Konzentration bzw. schlechtem Gedächtnis
- steife Gelenke und zunehmende Rückenschmerzen
- Lebensmittelallergien
- häufige Infektionen, besonders wenn sie mit Antibiotika
  behandelt werden, inklusive Schnupfen, Grippe, Zahn-
  fleischentzündungen, Zahnverfall
- Mißbrauch von Laxativa
- hormonelle Störungen (prämenstruelle Spannungen,
  Menopause, Pille)
- zwei Sonderfälle: a) nach der Einnahme von Bariumbrei
  (Kontrastmittel), b) zu Beginn eines Heilfastens oder
  einer Reinigungsdiät

Wenn Sie sich dazu entschließen, Kolon-Hydrotherapie auszuprobieren, so steht es Ihnen völlig frei, ein bis zwei Sitzungen zu nehmen und dabei, wenn die Möglichkeit bestehen
sollte, verschiedene Techniken zu testen. Je nach Beschwerde und Person eignet sich die eine Technik besser als die andere.
Dabei werden Ihnen Kolon-Hydrotherapeuten zur Seite stehen: Das sind im allgemeinen besondere Menschen, die
vielleicht selbst Gesundheitsprobleme hatten und ihren eigenen Weg zur Gesundheit gefunden haben. Häufig sind
das die richtigen Leute, um Ihnen bei der Behandlung kom-
plexer Beschwerden zu helfen, die wie Candida-Mykosen
oder Neuromyasthenie nicht vollständig erklärt oder richtig
diagnostiziert werden können. Sie dürfen voraussetzen, daß
Kolon-Hydrotherapeuten in Ernährung ausgebildet sind,
und da viele sich auch in Kräuterheilkunde gut auskennen,
können sie auch unterstützende Zusatztherapien einsetzen.
Kolon-Hydrotherapie wird für sich allein keine vollständige
Heilung bewirken. Aber sie kann das richtige, gereinigte Mi-

lieu schaffen, damit sich in Zukunft wirksamere Methoden einsetzen lassen. Es wird nicht bestritten, daß der Dickdarm auch mit anderen Mitteln gereinigt werden kann (siehe dazu Kapitel 4), aber diese wirken niemals so schnell, und manchmal ist Geschwindigkeit von wesentlicher Bedeutung.

2 Kolon-Hydrptherapie: Praktische Aspekte und Überlegungen

Historische Entwicklung

Die Geschichte der Kolon-Hydrotherapie reicht weit zurück in die Vergangenheit, und wie bei den meisten Therapieformen, die für die Gesundheit Bedeutung haben, sind Aufzeichnungen über ihre Verwendung in der Welt weit verbreitet. So finden sich Berichte über Darmspülungen auf einer altägyptischen Papyrushandschrift aus der Zeit um 1500 v. Chr., und die Chinesen benutzten die Kolon-Hydrotherapie schon wesentlich früher. Das gilt auch für die ayurvedische Medizin in Indien, bei der die Darmreinigung einen wesentlichen Bestandteil von Heilmethoden wie Panchakarma bildet.

Von den Yogis weiß man, daß sie Stoffstreifen schluckten, oder, nachdem sie sowohl das Zwerchfell als auch die Längs- und Quermuskulatur des Dickdarms zu beherrschen gelernt hatten, erhebliche Mengen an Wasser oder Sand durch den After aufnahmen, um so den Dickdarm von den angesammelten Abfällen zu reinigen.

Unter den frühchristlichen Schriften, die der heute bekannten Bibel vorausgingen, beschreibt das Friedensevangelium der Essener ebenfalls diese Technik:

»Suche dir deshalb einen großen, hängenden Flaschenkürbis mit einem Stengel von der Länge eines Mannes. Höhle das Innere aus, und fülle den Kürbis mit Wasser aus dem

Fluß, das die Sonne erwärmt hat ... Hänge ihn an den Zweig eines Baumes, und knie auf der Erde nieder ... Führe das Ende des Kürbisstengels in dein Hinterteil ein, damit das Wasser durch deine Eingeweide fließen kann ...«

In diesem Text fällt auf, daß zu jener Zeit die Länge des Dickdarms (von etwa 1,50 m) und ihr Zusammenhang mit der Länge des Schlauchs bereits bekannt waren. Wenn wir uns der Neuzeit zuwenden, so galt die Darmreinigung noch bis in die ersten Jahrzehnte des 20. Jahrhunderts als integraler Bestandteil aller Gesundheitsmethoden. Denn damals war die Einstellung zur Gesundheit immer noch durch die Arbeiten großer Mediziner wie E. Metchnikoff, dem Nachfolger Pasteurs, und J. Empringham geprägt.

Beide waren Pioniere bei der Erforschung der Ursachen und der Heilung innerer Vergiftung (Toxämie). Bei Untersuchungen über die Verteilung der Dickdarmflora erkannten sie, daß diese den ganzen Organismus vor den zerstörerischen Wirkungen schädlicher Bakterien, Parasiten und Pilze schützte, wenn sie sich in einem harmonischen Zustand der Symbiose befand.

Empringham führte bereits Implantate von menschlichen Stämmen des Bacterium acidophilus rektal in den Dickdarm ein. Er vertrat wie viele seiner heutigen Kollegen die Ansicht, daß bei oraler Zufuhr nur sehr wenige Acidophilus-Bakterien die Einwirkung der Verdauungssäuren überleben und wirklich in den Dickdarm – dorthin, wo sie gebraucht werden – gelangen. All dies käme den zeitgenössischen medizinischen Experten unsinnig vor, denn sie sind eifrig dabei, das Rätsel ständig zunehmender intestinaler Funktionsstörungen und Beschwerden zu lösen, indem sie Medikamente verschreiben, welche zwar die Dickdarmfunktion kontrollieren, aber nichts zur Korrektur des Ungleichgewichts beitragen. Auch die Mode trägt nicht immer zur Gesundheit des modernen Menschen bei. In unserer zunehmend auf Hochglanz polierten Gesellschaft wird zwar überall Reklame für Mittel gemacht, die fast alles unter der Sonne reinigen, doch haben wir vergessen, wie wir uns selbst innerlich reinigen können.

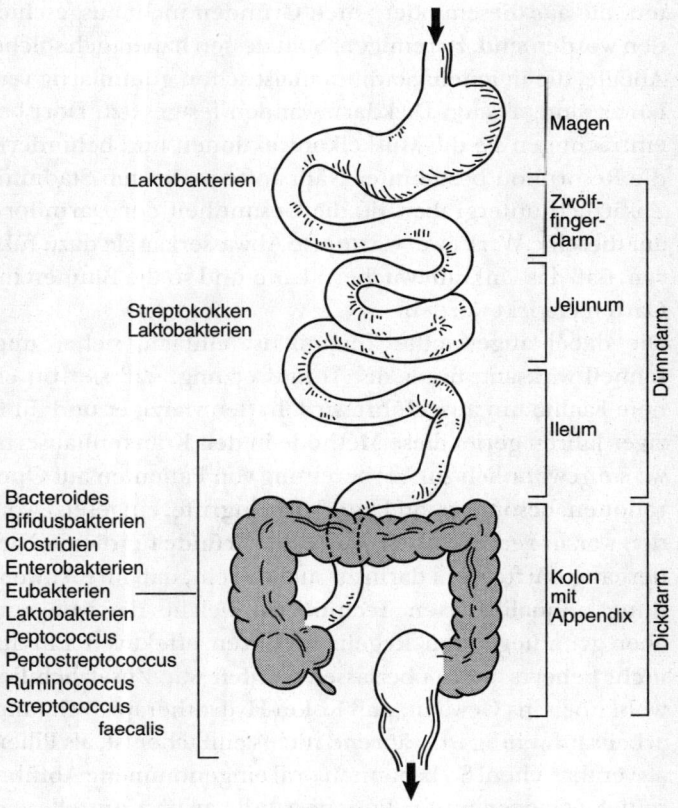

Verteilung der Bakterien im menschlichen Darm

Prinzipien und Verfahren der Kolon-Hydrotherapie

Bei der Kolon-Hydrotherapie handelt es sich um ein Verfahren, bei dem Wasser unter niedrigem Druck in den Dickdarm geleitet wird, um ihn von angesammelten Abfallstoffen, die aus diesem oder jenen Gründen nicht ausgeschieden worden sind, zu reinigen. Statt dessen haben sich solche Abfälle, die in jenem Stadium meist schon gummiartig verhärtet sind, an den Dickdarmwänden festgesetzt. Dort beeinträchtigen sie die Muskelkontraktionen und behindern die Resorption bestimmter Nährstoffe im letzten Stadium. Zusätzlich untergraben sie die Gesundheit der Darmflora auf dieselbe Weise, wie verstopfte Abwasserkanäle dazu führen, daß das Unkraut wuchern kann und so die Blumen im Garten erstickt werden.

Die dabei angewandte Technik ist einfach, sicher und schnell wirksam, unter der Voraussetzung, daß sie von einem Fachmann ausgeführt wird. In den vierziger und fünfziger Jahren geriet diese Methode in den Krankenhäusern, wo sie gewöhnlich zur Vorbereitung von Patienten auf Operationen, besonders auf Unterleibseingriffe, eingesetzt worden war, in Vergessenheit. Einer der Gründe für diesen Niedergang dürfte wohl darin zu suchen sein, daß ihre Anwendung unqualifizierten Technikern, welche die wenigen, aber grundlegenden Regeln für ihren effektiven Einsatz nicht beherrschten, überlassen worden war. Zusätzlich fiel wohl noch ins Gewicht, daß Kolon-Hydrotherapie zeit- und arbeitsaufwendig ist, während nichts einfacher ist, als Pillen zu verabreichen. So begannen oral eingenommene Abführmittel, die sogenannten Purgativa und Laxativa, anstelle von Darmspülungen benutzt zu werden, ungeachtet der Tatsache, daß dabei zusätzlich auch der Dünndarm in die Abführvorgänge einbezogen wird. Diese Mittel reizen die empfindliche Dünndarmschleimhaut und beeinträchtigen seine wichtigen Verdauungsfunktionen.

Leider folgten wie so oft das Gesundheitsverhalten und die Praktiken in der Öffentlichkeit dem Beispiel der Krankenhäuser. Außerdem führte zweifellos auch der kommerzielle Druck durch die Pharmaindustrie dazu, daß Abführmittel sowohl die normale Verwendung von Einläufen als auch den professionellen Einsatz der Kolon-Hydrotherapie ersetzten. Die Verkaufszahlen für Laxativa sind heutzutage ein Indiz dafür, daß Verstopfung diejenige von allen Beschwerden sein könnte, die allen anderen Gesundheitsstörungen im Westen zugrunde liegt. Wie gewöhnlich war das von ein paar vorausdenkenden Gesundheitsexperten und Therapeuten vorhergesehen worden: Zu ihnen gehören die Amerikaner Bernard Jensen und Norman Walker sowie der Schotte James Thomson, der Verfasser des ›Klassikers‹ *Constipation and our Civilisation* [›Verstopfung und unsere Zivilisation‹][1].

Besorgnisse

Wer sich einer Darmspülung oder einer Kolon-Hydrotherapie unterziehen möchte, macht sich verständlicherweise Gedanken zu mehreren Fragen: Führt die Behandlung zu Unbehagen oder Schmerzen? Werde ich in peinliche Situationen kommen? Besteht die geringste Gefahr des Auslaufens? Besteht ein Infektionsrisiko? Und zuletzt die wichtigste Frage: Kann das Gewebe verletzt werden?

[1] In neuer Fassung erschienen als *The Healthy Human Gut* von Leslie Thomson, Edinburgh 1978.

Bevor wir uns diesen Fragen zuwenden, wollen wir uns die Behandlung genauer anschauen. Sie beginnt gewöhnlich mit der Aufnahme der Anamnese, die sich nicht nur mit dem Dickdarm, sondern mit dem Gesundheitszustand im allgemeinen befaßt. Zu dieser einleitenden Überprüfung kann auch ein Fragebogen gehören, wie derjenige, der von der ›Colonic International Association‹ von Großbritannien benutzt wird. Wegen des engen Zusammenhangs zwischen Darmgesundheit und Ernährung sind Kolon-Hydrotherapeuten im allgemeinen auch in Ernährungsberatung ausgebildet. Im Verlauf der Behandlung wollen sie möglicherweise wissen, was Sie essen, ob Sie unter bekannten oder vermuteten Lebensmittelallergien leiden und ob es Probleme bei Ihrer Lebensweise gibt, die zu den jeweiligen Beschwerden beitragen könnten.

Der Dickdarm ist ein komplexes Organ, das in enger Verbindung zu den Reflexmechanismen des Körpers steht und empfindlich sowohl auf negative als auch auf positive Emotionen wie Freude, Ausgelassenheit und Hochleistung reagiert. Erfolg kann auf seine Weise genauso belastend sein wie Scheitern.

Vorher und nachher

Bei der Vorbereitung auf eine Kolon-Hydrotherapie-Behandlung sollten auf keinen Fall Abführmittel genommen werden – das wäre so, als würde man das Haus putzen, bevor die Putzfrau kommt. Kein Therapeut kann den Zustand des Dickdarms beurteilen, wenn dieser künstlich verändert wird. Aber es empfiehlt sich, ein paar Stunden vor einer Darmspülung etwas zu essen, damit etwas in den Eingeweiden vorhanden ist, um das, was entfernt wird, zu ersetzen.

Achten Sie dabei darauf, daß diese Mahlzeit aus reinen Lebensmitteln wie Früchten, Getreide oder Gemüse besteht, um die frisch gesäuberten Dickdarmwände nicht mit Nahrung, die Zusatzstoffe, Konservierungsmittel oder Reizstoffe (wie z.B. Curry) enthält, zu beleidigen.

Rechnen Sie damit, daß nach einer Darmspülung Gas entweicht. Ein Teil davon kann im Dickdarm eingeschlossen gewesen und durch die Behandlung freigesetzt worden sein. Der Rest kann eingedrungen sein, um den Raum der ausgeschiedenen Exkremente einzunehmen. Das ist natürlich und wird sich beruhigen, sobald sich das regelmäßige Verdauungsmuster wieder eingestellt hat (siehe Kapitel 4 wegen Abhilfe).

Zu Beginn der Behandlung erhält der Patient einen Umhang, um den Anstand zu wahren. Die Behandlung dauert an sich etwa eine Stunde; während dieser Zeit wird Wasser von wechselnder Temperatur in den Dickdarm eingeleitet und gleichzeitig zusammen mit dem Kot wieder abgeleitet. Dabei richtet man sich nach dem Zustand und Befinden des Patienten. Dieser Austausch erfolgt in einem geschlossenen System, in dem die Abfallstoffe durch das Kolon-Hydrotherapie-Gerät und weiter durch den Abwasserschlauch abgeleitet werden. Auf diese Weise kommt es nicht zu Gestank oder anderen Situationen, die den Patienten in Verlegenheit bringen könnten.

Sie sollten wissen, daß manche Therapeuten zwar behaupten, eine Behandlung in vierzig Minuten durchführen zu können, doch hat der Organismus bei Sitzungen von unter einer Stunde einfach nicht genug Zeit, um sich einzugewöhnen und auf den Reiz des Wassers zu reagieren. Andererseits können lange Sitzungen von über einer Stunde zu vorübergehenden Störungen im Wasserhaushalt des Körpers führen. Dabei könnte es auch zu Verlusten von Mineralstoffen und anderen wertvollen Nährstoffen aus dem Dünndarm kommen, und Therapeuten sollten stets nach den charakteristischen Anzeichen dieses Stadiums Ausschau halten, bei dem weißliche Gerinnsel anstelle der Exkremente ausgeschieden zu werden beginnen.

Die Installation

Die Mechanik der Installation fasziniert neue Patienten immer wieder, denn sie können sich nicht vorstellen, wie durch ein und dieselbe kleine Röhre Wasser zufließen und Kot abfließen kann. In Wirklichkeit enthält das Spekulum, das in den After eingeführt wird und während der Behandlung dort verbleibt, zwei verschiedene Rohre: eines für das zufließende Wasser und das andere für den abfließenden Abfall. Es ist ganz klar, warum das so sein muß: Das zufließende Wasser ist steril und rein und muß deshalb von dem, was herauskommt, isoliert werden.

Der Schlauch, durch den das Abwasser vom Körper weggeleitet wird, ist normalerweise so lang wie der Dickdarm. Dadurch sollen Reflexwirkungen ausgelöst werden. Auf diese Weise kann der Schlauch als Verlängerung des Dickdarms angesehen werden, und Therapeuten können die peristaltischen Bewegungen des Dickdarms daran erkennen. Die Beobachtung dieser Bewegungsmuster kann Hinweise auf Zonen mit Organstörungen geben, und durch leichtes Klopfen auf den betreffenden Teil des Schlauchs lassen sich Reaktionen in den entsprechenden Bereichen des Dickdarms auslösen. Bevor er in den Abfluß mündet, führt der Abwasserschlauch durch eine Schauröhre, durch die der Therapeut den Kot beobachten kann. Das macht es dem Therapeuten möglich, den Zustand des Dickdarms besser zu beurteilen und eventuell vorhandene Schmarotzer und Pilze zu entdecken.

Sterilität und Sicherheit

Vor kurzem erschien im *Journal of Alternative and Complementary Medicine* ein Artikel über das Infektionsrisiko durch Kolon-Hydrotherapie-Geräte. Darin wurde darauf hingewiesen, daß dieses Problem von großer Wichtigkeit ist. Denn da im unteren Darm Viren (einschließlich des AIDS-Virus) angesiedelt sind, können durch verseuchte Geräte Krankheiten übertragen werden. So konnten in Colorado zwischen 1978 und 1989 36 Fälle von Amöbenruhr auf eine Kolon-Hydrotherapie-Praxis, in der man es zwischen den einzelnen Patienten an der nötigen Hygiene fehlen ließ, zurückgeführt werden.

Nach Überprüfung des aktuellen Materials kam die Zeitschrift zu dem Schluß, daß von modernen Geräten keine Gefahr mehr ausgeht: Denn diese besitzen sowohl Einwegventile, welche verhindern, daß irgendwelche Abfallstoffe das zufließende Wasser verseuchen, als auch Ultraviolettsysteme (oder Schwebstofffilter), in denen das durchfließende Wasser effektiv von Bakterien und Viren gereinigt wird.

Geräte wie zum Beispiel Dotolo, Hydraline und das tragbare Aqua Hygiena verfügen alle über solche Sicherheitseinrichtungen. Geräte, die mit Schwerkraft arbeiten, sind weniger aufwendig ausgestattet, weil das Wasser mit Hilfe der Schwerkraft in den Patienten fließt, und nicht durch eine Maschine. Trotzdem wird auch hier das Wasser zuerst durch ein Filter geleitet, die Wasserbehälter werden regelmäßig desinfiziert und alle Verbindungsteile werden zwischen den Sitzungen sterilisiert.

Die amerikanische Firma Dotolo, deren Geräte weltweit verkauft werden, weist in ihren Schriften darauf hin, daß in ihren Geräten sowohl Heißwasser- als auch Kaltwasserfilter eingebaut sind, die Partikel von einem Durchmesser bis zu 5 Mikron ($^5/_{1000}$ Millimeter) abfangen.

Alle Dotolo-Geräte benutzen Einweg-Spekula und Schläuche, die durch ein Verbindungsstück aus rostfreiem Stahl an das Gerät angeschlossen werden.

Das Spekulum:
Wegwerfen oder Sterilisieren?

Nach den Erfahrungen der Therapeuten beschäftigt die Laien nichts so sehr wie das Spekulum: Ist es steril? Wird es halten? Wird es lecken? Außerdem machen sie sich Gedanken über die Sterilität der Ausrüstung, an die sie angeschlossen werden. In Wirklichkeit kann sich das Spekulum nicht bewegen, weil der Patient bei der Behandlung darauf liegt. Wiederverwendbare Spekula werden zwischen jeder Behandlung zusammen mit allen ablösbaren Schläuchen und Geräteteilen desinfiziert, indem man alles in ein starkes Desinfektionsmittel eintaucht. In England benutzt man dazu gewöhnlich Virkon, das bekanntlich alle Arten von Mikroben in Minutenschnelle abtötet; die empfohlene Desinfektionszeit beträgt zehn Minuten. Heute ziehen jedoch die meisten Therapeuten Einweg-Spekula und -rohre[1] vor, so daß jeder Patient neue, einzeln verpackte und völlig sterile Teile erhält, deren versiegelte Packungen vor den Augen des Patienten geöffnet werden.

[1] Im deutschsprachigen Raum scheint man ausschließlich Einwegmaterial zu benutzen.

52

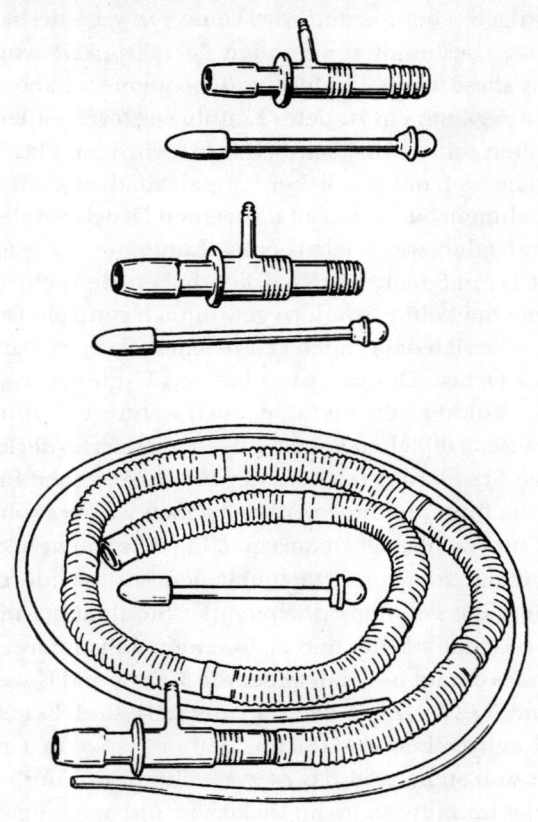

Oben: Zwei Spekula aus rostfreiem Stahl mit Einführteilen. Diese werden in die Spekula eingesetzt, um das Einführen in den After zu erleichtern, und dann herausgezogen, um das Anschließen der Schläuche für die Wasserzufuhr und die Abfallbeseitigung zu ermöglichen.

Unten: Einweg-Spekulum mit Schutzvorrichtung gegen zu tiefes Einführen in After und Mastdarm.

Diejenigen Therapeuten, die keine Einwegteile benutzen und aus bestimmten Gründen Metallspekula vorziehen (denn diese sind ›solider‹ und bequemer, haben einen ›*Schutzring*‹, um ein zu tiefes Einführen zu verhindern, und enthalten sehr wahrscheinlich keine winzigen Plastikstückchen), achten mit peinlicher Sorgfalt auf die Desinfektionsmaßnahmen. Sie benutzen dazu einen Druck-Sterilisationsapparat oder, wie im Fall eines Londoner Therapeuten, einen Dampfkochtopf. Natürlich haben sie nicht nur ein einziges Spekulum, sondern gewöhnlich rund ein Dutzend. Man sollte sich dabei auch klar machen, daß der Darm kein steriler Ort ist. Deshalb ist es bei den Hygienevorschriften für die Kolon-Hydrotherapie, auch wenn sie den in Krankenhäusern üblichen Regeln folgen, nicht erforderlich, daß sie den Standard erreichen, der für chirurgische Eingriffe oder die Blutentnahme vorgeschrieben ist. Dies sollte aber nicht zur Nachlässigkeit anregen. Ein Therapeut hat festgestellt, daß Ärzte, Zahnärzte und Patienten aus anderen Heilberufen, die sich der Prinzipien der Sterilität bewußt sind, keinen Gedanken daran verschwenden. Ein anderer Therapeut wies darauf hin, daß weder die Messer und Gabeln, mit denen wir essen, noch die Nahrung steril sind. Es gehört zu den Kennzeichen des Darms, daß er in Kontakt mit der Außenwelt steht, und das ist zweifellos der Grund, warum 80% des Immunsystems im Dickdarm und den Eingeweiden angesiedelt ist, nämlich dort, wo es gebraucht wird.

Das soll aber nicht heißen, daß es keinen Unterschied macht, ob man Dinge in den Mund nimmt oder in den After einführt. Die Magensäfte sind so zusammengesetzt, daß sie vielen oral zugeführten und potentiell gefährlichen Mikroorganismen ein Ende bereiten, während diese bei Einführung durch den After auf keine derartige Schutzsperre treffen. Das alles sind Gründe genug für die Kolon-Hydrotherapeuten, mit Sorgfalt zu arbeiten, und sie sind dafür bekannt. Der zukünftige Patient zieht es vielleicht vor, die Behandlungsräume des Therapeuten zu inspizieren, bevor er sich auf eine Kolon-Hydrotherapie einläßt, um sich so selbst vom Standard der Vorsichtsmaßnahmen zu überzeugen. Besonders gewissenhafte Therapeuten desinfizieren sogar Schalter, Türgriffe und alles, was der letzte Patient berührt haben könnte, und alle tragen (außer bei der Bauchmassage) bei der Behandlung Handschuhe.

Zahl und Häufigkeit von Behandlungen

Die Frage nach der Häufigkeit von Behandlungen ist so schwer zu beantworten wie das sprichwörtliche »Wie lang ist eine Rolle Schnur?« Sowohl die Bedürfnisse als auch die Reaktionen sind von Person zu Person verschieden. Gewöhnlich beginnt man mit einer Serie von sechs bis acht Behandlungen, und es empfiehlt sich, die ersten beiden oder drei in engerem zeitlichen Abstand durchzuführen. Der ›vulkanisierte‹ Darminhalt braucht seine Zeit und gründliches ›Einweichen‹, bis er sich löst, und oft kann mehrmaliges Einweichen nötig sein, bis die Auflösungsvorgänge einsetzen. Wenn die einzelnen Sitzungen kurz hintereinander erfolgen, bleibt dem Dickdarm keine Zeit, um in seinen früheren Zustand zurückzukehren.

Ist die Kolon-Hydrotherapie schmerzhaft? Die Behandlung ist bemerkenswert frei von jeglicher Art von tatsächlichem Unbehagen, obwohl gewisse Unterleibskrämpfe zu erwarten sind, wenn es, wie es manchmal geschieht, zu starken Ausscheidungsvorgängen kommt. Doch diese sind nicht verschieden von den Empfindungen beim normalen Stuhlgang, sondern in Wirklichkeit sanfter. Manchmal kann das

Wasser gluckernde Geräusche im Darm auslösen, ebenso wie das Vorhandensein von eingeschlossenen Gasen. Doch diese Erscheinungen sind vorübergehend. Man sollte sich daran erinnern, daß der Therapeut zahlreiche Sitzungen abgesessen und alles schon einmal erlebt hat.

Wasser

Erstaunlicherweise kann die pro Sitzung benutzte Menge an gefiltertem Wasser bis zu 70 Liter betragen. Unter extremen Bedingungen kann sich diese Menge verdoppeln, aber das ist ungewöhnlich. Bei der Behandlung wird abwechselnd wärmeres und kälteres Wasser benutzt, um den Darm sowohl zu entspannen als auch anzuregen. Auch der Wasserdruck spielt eine große Rolle. Kolon-Hydrotherapie-Geräte verfügen über Kontrollmechanismen, um diesen Druck auf maximal 140 cm Wassersäule (pro cm^2) zu begrenzen. Aber einer der englischen Ausbilder für Kolon-Hydrotherapeuten hat darauf hingewiesen, daß sich der Wasserdruck im Verlauf einer Behandlung bis zu dem Druck in der Wasserleitung erhöhen kann.

Das ist ein weiterer Grund dafür, warum das Timing so wichtig ist. So kann der Therapeut den Patienten sehr wohl danach fragen, ob er ›den Druck spürt‹, oder ihm ähnliche Fragen stellen, um im Verlauf einer Behandlung den tatsächlichen Stand der Dinge zu überwachen. Es ist wichtig, daß der Patient mitteilt, was er zu einem bestimmten Zeitpunkt während einer Darmspülung spürt, und sich nie mit irgendeiner Art von Unwohlsein abfindet, das über ein erträgliches Niveau hinausgeht (welches natürlich von Patient zu Patient verschieden ist).

Schwerkraft oder Leitungsdruck

Es gibt grundsätzlich zwei Arten von Geräten für die Durchführung der Kolon-Hydrotherapie: solche, die mit Schwerkraft[1] arbeiten, und solche, die an die Wasserleitung angeschlossen werden, bei denen das Wasser durch eine speziell zu diesem Zweck konstruierte Maschine geleitet wird. Beide

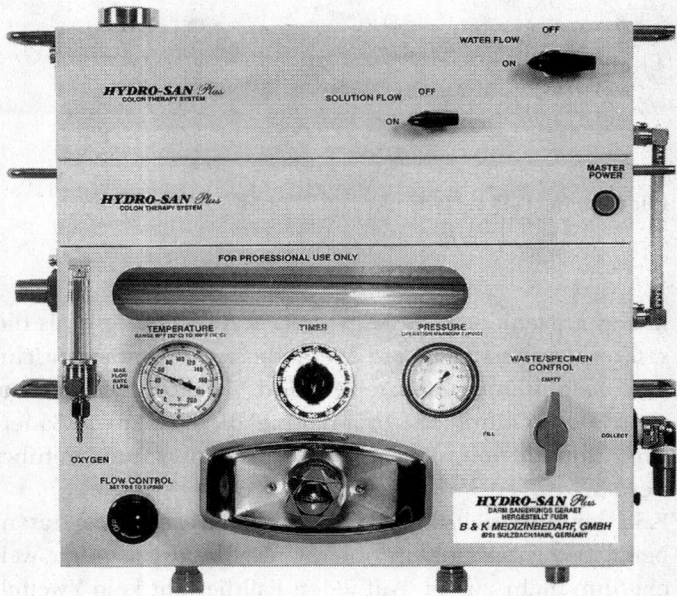

Modernes Kolon-Hydrotherapie-Gerät

---

[1] Im deutschsprachigen Raum dürfte es heute kaum noch Geräte geben, die mit Schwerkraft arbeiten.

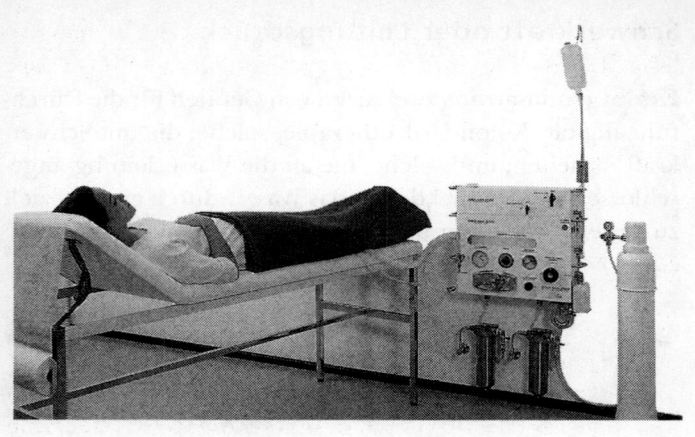

Blick in eine Kolon-Hydrotherapie-Praxis

haben entschiedene Befürworter: Schwerkraft gilt als die sanftere und natürlichere Methode, während die Maschinen technisch komplizierter sind. Zusatztherapien zur Grundbehandlung, wie zum Beispiel die Zufuhr von Sauerstoff, können mit allen Arten von Geräten durchgeführt werden.

Falls der potentielle Patient die Wahl hat, wird ihm geraten, beide Techniken auszuprobieren, um herauszufinden, welche ihm mehr zusagt. Auf jeden Fall besteht kein Zweifel, daß die Wirkung verschieden ist. Einige glauben, daß empfindlichere Därme besser auf die subtileren Wirkungen ansprechen, welche durch die mit Schwerkraft arbeitenden Geräte ausgelöst werden, aber Therapeuten, die mit Geräten arbeiten, die an die Wasserleitung angeschlossen sind, würden dem heftig widersprechen. Wie bei allen Formen individueller Therapie gilt auch hier unverändert die Feststellung, daß es mehr auf das Geschick des Therapeuten als auf die Art der benutzten Geräte ankommt.

Nach der Behandlung

Nach Abschluß der Behandlung braucht der Patient Zeit, um sich zu erholen und um irgendwelche zurückgebliebenen Kotreste auszuscheiden. Es ist wichtig zu warten, bis man sich wohlfühlt, bevor man sich auf die Straße wagt, und dabei nichts zu überstürzen. Nachdem sich der Patient erholt hat, verabreichen manche Therapeuten Implantate von Acidophilus-Bakterien, um den Dickdarm wieder zu besiedeln. Praktisch soll damit der Teil der Darmflora ersetzt werden, der während des Ausspülens verlorengegangen ist. Die Wirksamkeit dieser Implantate hängt zum einen von der Qualität der darin enthaltenen Bakterienkulturen ab (die menschlichen Ursprungs sein sollten) und zum anderen von der Aufnahmefähigkeit des Dickdarms. Viele Dickdarmexperten ziehen es vor, die natürliche Regeneration der Darmflora durch Ernährungsmaßnahmen zu fördern, wie zum Beispiel durch den Verzehr von Molke und milchsauren Lebensmitteln wie natürlichen Joghurts, Sauerkraut und Most. Darauf wird in Kapitel 4 näher eingegangen.

Nach weitverbreiteter Meinung soll die Anwendung von Kolon-Hydrotherapie die nützliche Darmflora auswaschen und daher mehr schaden als nützen. In Wirklichkeit fördert diese Behandlung aber dadurch, daß die Darmwände, in die sich die nützlichen Darmbakterien einnisten, gereinigt werden, die Bildung einer gesunden Flora, anstatt sie zu beeinträchtigen.

Unterstützende Maßnahmen

Massage und Umschläge

Während einer Kolon-Hydrotherapie-Behandlung wird oftmals Unterleibsmassage durchgeführt, da dies sowohl das Loslassen als auch das Wohlbefinden wesentlich fördert. Manchmal erfolgt dies in der besonderen Form einer Reflexzonenbehandlung, denn die entsprechenden Zonen am Dickdarm stehen mit jedem Körperorgan in Verbindung. Wenn ein Organ gestört ist, kann es unmittelbar behandelt werden, indem man die betreffende Reflexzone am Dickdarm massiert. Eine Therapeutin berichtete, wie sie das einmal bei einer Frau mit Brustkrebs gemacht habe. Als sie die entsprechende Reflexzone massierte, erlebte die Patientin, wie eine heiße Ladung von äußerst schlammigem Material aus dem Darm entleert wurde. Solche heißen Entladungen sind nicht ungewöhnlich und dürften mit dem Loslösen von toxischem ›heißem‹ Material aus den Dickdarmwänden und -spalten zusammenhängen.

Manchmal werden (äußerliche) Rizinusumschläge empfohlen, da diese ebenfalls die Ausscheidung von Abfallstoffen fördern. Diese von Edgar Cayce befürwortete Methode kann äußerst beruhigend wirken. Die beste Zeit für die Anwendung solcher Umschläge ist die Nacht vor einer Kolon-Hydrotherapie. Man geht dabei folgendermaßen vor: Leeren Sie etwa 100 Gramm Rizinusöl in eine Schale, und tränken sie ein altes, sauberes Stück Stoff damit. Bereiten Sie ein Heizkissen oder eine Wärmflasche vor. Legen Sie eine Plastikunterlage (z.B. einen Müllbeutel) aufs Bett und darüber ein Handtuch. Legen Sie sich darauf, und legen Sie das ölgetränkte Tuch auf Ihren Bauch. Bedecken Sie es mit einem anderen Stück Plastik, und wickeln Sie es um den Bauch. Legen Sie ein Handtuch darauf. Zuletzt legen Sie das Heizkissen oder die Wärmflasche auf alles und lassen das Ganze ein bis eineinhalb Stunden wirken. Der Effekt ist sowohl beruhigend als auch anregend.

In einer interessanten Studie aus Korea[1], bei der 85 Patienten mit verschiedenen Formen von Durchfall bei der Behandlung mit Kolon-Hydrotherapie beobachtet werden, wird berichtet, daß dabei oft Umschläge aus heißer Sojabohnenpaste (die ebenfalls für ihre entgiftenden Wirkungen bekannt ist) auf dem Bauch gemacht wurden.

Untersuchung des Beweismaterials

Die Beobachtung des Stuhls bildet einen integralen Bestandteil bei der diagnostischen Seite der Kolon-Hydrotherapie, und die Patienten werden anschließend dazu angeregt, zu Hause ihren Stuhl zu beobachten. Denn sobald man etwas darüber weiß, kann der Stuhl wertvolle Hinweise auf das, was in der Ernährung fehlen könnte, geben.

Nicht nur die Größe, sondern auch die Form und die Farbe können Ihnen anzeigen, wie gut Ihre Verdauung arbeitet, und Ihnen irgendwelche bedeutenden Veränderungen bewußt machen. Größe und Form sagen etwas über die Transitzeit (Passagezeit) durch den Darm aus, und dies ist von entscheidender Bedeutung bei der Frage danach, wie aktiv Ihr Dickdarm ist und wie gut er reagiert. Ein britischer Gastroenterologe hat die Bristol-Stuhlform-Skala entwickelt, welche den Stuhl in sieben verschiedene Typen einteilt, die

[1] *Clinical Research for Faeces,* Medical Treatment Department, Taejon University Hospital, Seoul, Korea, 1986.

von extremer Verstopfung (1) bis zu Durchfall (7) geht. Während Kolon-Hydrotherapie häufiger bei Verstopfung und bei trägen oder verkrampften Därmen angewendet wird, ist doch interessant zu beobachten, daß man im entgegengesetzten Fall von Durchfall nicht notwendig auf diese Behandlungsmethode zu verzichten braucht. Der Kot kann an der Ursache der Reizung der Darmwände ebensogut ›vorbeisausen‹, wie er im Fall von Verstopfung ›verweilen‹ kann.

Die Bristol-Stuhlform-Skala:

Typ 1: harte Klumpen wie Nüsse
Typ 2: klumpige Wurst
Typ 3: Wurst mit rissiger Oberfläche
Typ 4: Wurst mit glatter Oberfläche
Typ 5: weiche Bollen mit deutlichen Rändern
Typ 6: flockig mit ausgefransten Rändern
Typ 7: wäßrig ohne feste Stücke

Der Stuhl wechselt auch in der Farbe, und diese Unterschiede sind wichtig:

Blasser Stuhl, der wie Haferflocken aussehen kann, folgt oft auf Durchfall. Je weniger Gallensaft vorhanden ist, desto heller ist der Kot gefärbt. Dies kann deshalb auch ein Hinweis darauf sein, daß der Gallengang blockiert ist oder nicht genug Gallensaft produziert wird. Gallensaft ist eine wichtige Verdauungshilfe, ohne die bestimmte Nahrungsmittel nicht vollständig verdaut werden. Eine sehr fettreiche Kost kann ebenso wie Störungen bei der Nährstoffresorption im Dünndarm manchmal zu blassen Stühlen führen. Derartige Beobachtungen können von großem Wert sein, wenn man geeignete Therapieformen bestimmen will.

Hellrotes Blut im Stuhl wird meist durch blutende Hämorrhoiden verursacht, kann aber gelegentlich ein Hinweis auf Blutungen im Dickdarm sein. Dieses Symptom sollte niemals vernachlässigt werden.

Dunkler Stuhl ist meist das Ergebnis von bestimmten Nahrungsbestandteilen, wie zum Beispiel der Einnahme von Eisenpräparaten, dem Trinken von Rote-Rübensaft und Rotwein oder dem Verzehr von dunkler Nahrung wie Spinat.

Schwarzer Stuhl kann verstecktes Blut anzeigen; das heißt Blutungen weiter oben im Verdauungskanal. Sowohl verstecktes Blut als auch sichtbares Blut sollten nie übersehen werden. Tiefschwarze, teerfarbene Stühle werden durch blutende Magengeschwüre verursacht.

Im Idealfall sollte gesunder Stuhl im Wasser schwimmen. Da jedoch die Einnahme von Kleie diese Wirkung künstlich hervorruft, ist dies nicht unbedingt ein Zeichen für einen gesunden, autarken Dickdarm. Setzen Sie die Kleie drei Tage lang ab, und beobachten Sie, ob die Stühle immer noch schwimmen!

Das Säure-Basen-Gleichgewicht

Dieses Gleichgewicht wird gemessen, indem man den pH-Wert des Dickdarminhalts feststellt. Wasser hat einen neutralen pH-Wert von 7. Was darüber liegt, ist alkalisch, was darunter liegt, ist sauer. Die aktuellen Meßwerte für den pH-Wert von Dickdärmen haben die Spezialisten zu der Ansicht verleitet, daß der normale Dickdarm alkalisch sei, aber dies liegt an der weitverbreiteten Fehlernährung, die zu viel Fleisch und andere fäulnisbildende Stoffe enthält. In Wirklichkeit ist ein gesunder Dickdarm leicht sauer – so mögen es die Acidophilus-Bakterien (daher auch ihre lateinische Bezeichnung: »säureliebend«).

Wenn der Dickdarm alkalisch ist, gedeihen die schützenden

Bakterien nicht, und dies fördert das Wachstum von opportunistischer Darmflora wie Candida-Pilzen. In Wirklichkeit sind moderne Dickdärme im allgemeinen unausgeglichen, und das kann die Erklärung dafür sein, daß es heutzutage so viele Darmbeschwerden (wie z.B. irritabler Darm) gibt. Aus einer Broschüre des amerikanischen Dotolo-Instituts (Dotolo USA, 12555 Enterprise Boulevard, Largo, Fl 34643, USA), das sich nicht nur mit der Herstellung von Kolon-Hydrotherapie-Geräten, sondern auch mit Forschung befaßt, erfahren wir, daß jährlich bei 140 000 Amerikanern Dickdarm- oder Mastdarmkrebs diagnostiziert wird und 44% dieser Patienten daran sterben. Dies ist oft das Endergebnis von Beschwerden wie Kolitis (Dickdarmentzündung) und Ileitis (Krummdarmentzündung). Darunter leiden nach Angaben von Dotolo mindestens zwei Millionen Amerikaner, von denen wiederum 100 000 gezwungen sein werden, sich einer Kolostomie (operative Öffnung des Dickdarms) zu unterziehen. Diese Beschwerden sind ein direktes Ergebnis der Vernachlässigung von Symptomen wie Verstopfung, Durchfall, irritabler Darm und so weiter.

Gerechterweise muß man hier einfügen, daß Leute, die bei ihren Ärzten Hilfe wegen ihrer Verdauungsprobleme suchen, zu ihrem Leidwesen oft genug feststellen müssen, daß die Nebenwirkungen der ›Kuren‹ fast so schlimm wie die eigentlichen Beschwerden sind. Daher geben viele ihre Suche nach Heilung auf. Moderne schulmedizinische Dickdarmtherapien sind großenteils darauf ausgerichtet, Symptome zu kontrollieren, und gehen nur selten an die Wurzel des Übels, obwohl man heute endlich mehr über die Bedeutung der Nahrungs- *und* Getränkezufuhr – die beiden lebenswichtigen F's, nämlich *Fasern* und *Flüssigkeit* – weiß (welche Flüssigkeit und welche Fasern wird in Kapitel 4 erörtert).

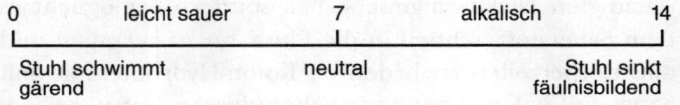

pH-Werte des Stuhls

0	leicht sauer	7	alkalisch	14

Stuhl schwimmt   neutral   Stuhl sinkt
gärend   fäulnisbildend

Ein Zeichen für eine gesunde Darmflora ist ein schwach saurer
Stuhl, der in der Schüssel schwimmt.

Sauerstoff – die neue Zusatztherapie

In den letzten Jahren haben viele Kolon-Hydrotherapeuten
begonnen, zusätzlich zur grundlegenden Kolon-Hydrotherapie eine Vielzahl von Mitteln einzusetzen. Sauerstoff ist eines der umstrittensten davon. Dieses Lebenselement wird
vom Organismus immer weniger gut aufgenommen, wenn
wir älter werden, in verschmutzten Gegenden mit Sauerstoffmangel leben oder einfach nicht tief genug atmen. Es
besteht kein Zweifel daran, daß in den Dickdarm eingeführ-
ter Sauerstoff sofort seinen Weg in die Blutbahn findet und
auf diese Weise die Zellen in der Darmwand sowohl reinigt
als auch belebt.

In dem Buch *Healing Within* [›Innere Heilung‹], verfaßt und
veröffentlicht von Stanley Weinberger, einem erfahrenen
kalifornischen Kolon-Hydrotherapeuten und Gesundheitsexperten, wird die Wirkung der Sauerstofftherapie wie folgt
beschrieben:

»Das Befinden nach einer Reinigung mit zusätzlicher Sau-
erstoffzufuhr läßt sich mit nichts vergleichen … Manche
Fachleute haben festgestellt, daß mehr Sauerstoff, Liter für

Liter, durch Dickdarmreinigung absorbiert werden kann als durch die Lungen. Dies trägt nicht nur zur Heilung der geschädigten Dickdarmgewebe bei, sondern ermöglicht es dem Sauerstoff, schnell in die Blutbahn zu gelangen und alle Körperzellen zu baden … Kolon-Hydrotherapie mit Sauerstoff hat auch eine antihelminthische (wurmtreibende) Wirkung; das heißt, Schmarotzer werden entfernt …«

Vor allem in Deutschland gibt es warnende Stimmen, die behaupten, daß die Darmflora anaerob (ohne Sauerstoff lebend) sei und deshalb diesem Element nicht ausgesetzt werden sollte. Doch bisher hat diese Behandlungsmethode nur gute Wirkungen gezeigt. Natürlich handelt es sich dabei um eine Option, für die sich Patient und Therapeut gemeinsam zu entscheiden haben.

Kräuterbehandlung und Bürstenmassage

Zwei häufiger angewandte Zusätze zur Kolon-Hydrotherapie sind die Kräuterbehandlung, bei der während der Darmspülung Heilkräuterlösungen in den Dickdarm eingeführt werden, und die Bürstenmassage der Haut als unterstützende Maßnahme während einer Behandlungsserie.

Die Einführung von Kräutern während der Behandlung geschieht gewöhnlich dadurch, daß das in den Darm zufließende Wasser umgeleitet wird, damit es den Inhalt einer Flasche mit einer flüssigen Kräuterinfusion aufnehmen kann. Diese Kräuter können lindernd wirken (wie Kamille) oder je nach den behandelten Beschwerden verschiedenartige Wirkungen zeigen. Typische Beispiele für Kräuter, die auf diese Weise oder auch oral zugeführt werden, sind: Fenchel, (kanadische) Orangen- oder Gelbwurzel, Gummi arabicum, gelbe Ampferwurzel, Spitzwegerich, Kardobenedik-

tenkraut (Benediktendistel), Nelken, Rotkleeblüten, Mais-
fasern, Rinde des grauen Walnußbaums. Die richtige Auswahl erfordert natürlich gute Kenntnisse in Kräuterheilkunde.

Manche Substanzen werden auch verabreicht, um den Dickdarm anzuregen. Dazu gehört auch Kaffee: Rektal einge-
führter Kaffee wird seit langem dazu benutzt, um die Leber
und den Darm dazu anzuregen, Giftstoffe auszuscheiden.
Dabei sollte man stets Kaffee aus organischem Anbau ver-
wenden.

Kombucha ist ein durch natürliche Gärung von Tee entstan-
denes Getränk, das im Fernen Osten seit langem getrunken
wird, um das Leben zu verlängern. Während der Gärung erzeugt dieser Teepilz tatsächlich Sauerstoff, und das macht
dieses Getränk zu einem ganz natürlichen Mittel, um die positiven Wirkungen dieses Elements zu nutzen.

Die Bürstenmassage der Haut wird seit langem bei Entgif-
tungskuren eingesetzt. Denn die Haut gehört zu den fünf
Hauptentgiftungsorganen, und das Bürsten der Haut mit einer festen Körperbürste, die nach Möglichkeit natürliche
Borsten haben sollte, trägt dazu bei, tote Zellen und die daran haftenden Giftstoffe zu entfernen. Beginnen Sie dabei
an den Füßen, und gehen Sie dann nach oben mit langem,
sanftem Streichen in Richtung zum Herzen. Bürsten Sie
dann jeden Arm in Richtung Herz, danach den Unterleib
nach oben, weiter über die Schultern und zuletzt vom Kopf
nach unten. Massieren Sie sanft auf empfindlichen Körperzonen wie den Brüsten und dem Gesicht. Fünf Minuten jeden Tag reichen aus, um die Haut zum Strahlen zu bringen.
Führen Sie das täglich so lange durch, bis Ihre Kolon-Hydrotherapie-Sitzungen vorbei sind. Falls Sie ständig die Haut
bürsten, gewöhnt sich der Körper daran und die Reini-
gungswirkung läßt nach. Deshalb ist zu empfehlen, zuerst

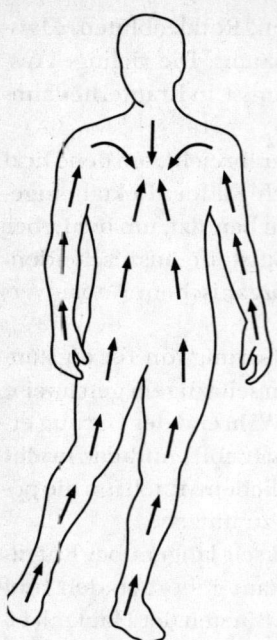

Bürstenmassage der Haut
Die Pfeile zeigen die Richtung an,
in welcher das Bürsten zu erfolgen
hat – immer in der Richtung
zum Herzen.

ein paar Monate zu bürsten, dann ein paar Monate zu pausieren und danach wieder anzufangen.

Was die Zunge erzählen kann

Die Untersuchung der Zunge wird Ihnen gute Hinweise auf die Fortschritte bei Ihrem Reinigungsprogramm geben. Die handtuchähnliche Oberfläche des Dünndarms mit ihrer enorm großen Fläche ähnelt der Zungenoberfläche. In seinem Buch *The Healthy Human Gut* faßt C. L. Thomson zusammen, wie die Zunge aussehen und was sie über den Gesundheitszustand aussagen kann:

Geographische Zunge: Nach Thomson sieht die Oberfläche einer solchen Zunge wie eine Landkarte aus. Einige Teile sind rot und wund, andere dick überzogen mit weißlichem, schleimigem Material. Dies soll eine langdauernde und inzwischen septische Verstopfung anzeigen, bei der fäulnisbildende Abfälle zurück in den Organismus gelangen.

Breite, blasse, dicke Zunge (häufig mit Bißstellen, weil sie zu groß für die Mundhöhle ist): Dies ist ein Hinweis auf eine übermäßige Zufuhr von stärkereichen und möglicherweise auch zuckerhaltigen Kohlenhydraten.

Kleine rote Zunge: Säure, die entzündete Magenwände oder nervöse Spannungen von tiefsitzender und langwieriger Natur anzeigen kann.

Eitrige Zunge: Winzige, entzündete Flecken, die im Verhältnis zu Größe und Färbung übermäßig schmerzhaft sind, können auf ein gestörtes Blutbild hinweisen, aber auch auf lokale Reizungen wie zum Beispiel einen gebrochenen Zahn oder Rauchen.

Große Zunge mit ›Pizzakruste‹: Eine bleiche und geschwollene Zunge mit Bißabdrücken weist auf Probleme im Wasserhaushalt hin.

Derartige Ergänzungen der grundlegenden Kolon-Hydrotherapie können unabhängig davon, ob sie diagnostisch oder kurativ eingesetzt werden, dazu beitragen, die Ursache eines Gesundheitsproblems genau zu erkennen. Doch sollte man nie vergessen, daß Darmspülungen immer wirksam sind – unabhängig von einer Diagnose oder einer Unterstützung durch zusätzliche Maßnahmen. Es ist fast schon peinlich, wenn man es mit einer Therapieform, die nahezu bei jeder bekannten Art von Beschwerden hilft, zu tun bekommt. Das ist besonders auffällig, wenn man weiß, daß nur wenige aktuelle Studien durchgeführt worden sind und der größte Teil des positiven Beweismaterials aus den kombinierten Erfahrungen derjenigen stammt, welche die Behandlung bekommen oder sie verabreichen. So wie dieses Verfahren selbst umstritten ist, so sind es auch die Meinungen der beteiligten Patienten und Heilpraktiker.

Doch gibt es ein paar Ausnahmen von dieser Regel: In einigen Studien hat man klar nachweisen können, daß eine eindeutige Beziehung zwischen Verstopfung mit langen Transitzeiten der Nahrung durch den Dickdarm und der Entstehung von Brustkrebs besteht. Eine koreanische Studie hat ferner sehr positive Ergebnisse bei der Behandlung von verstopften Patienten gezeigt. Nach einer Serie von Darmspülungen galten 56% als geheilt. Dabei sollte man beachten, daß traditionelle Kolon-Hydrotherapie wie die meisten ganzheitlichen Therapieformen auch hier den Einsatz zusätzlicher Mittel wie Sauerstoff und Heilkräuter umfaßt.

Um die Sache auf den Punkt zu bringen, so läßt sich aus diesen wenigen Studien folgern, daß a) die Gesundheit durch einen trägen Darm ungünstig beeinflußt wird, und b) ein träger Darm durch Kolon-Hydrotherapie positiv beeinflußt werden kann.

Wirkungen und Indikationen

Obwohl nur wenige oder gar keine Kolon-Hydrotherapeuten diesen Anspruch erheben, haben viele von ihnen Krebspatienten in ihrer Kartei, und vielen Krebspatienten hat diese Methode geholfen, denn Krebs ist im wesentlichen eine durch Toxämie verursachte Krankheit. Ebenso hilft Kolon-Hydrotherapie bei Arthritis. Da diese Krankheit sich durch tumorähnliches Wachstum in den Gelenkzwischenräumen auszeichnet, sehen einige Experten darin Parallelen zum Krebs. Es ist bekannt, daß bei diesen beiden Krankheiten das Enzymsystem, das zur Aufspaltung und Verdauung von Tumorzellen benötigt wird, ebenso wie das Immunsystem nicht mehr richtig funktionieren. Da diese beiden Funktionen vor allem im Dickdarm, im Dünndarm und in den Verdauungsorganen angesiedelt sind, ist es gewiß sinnvoll, mit der Heilung an diesen Stellen anzufangen.

Der Zusammenhang zwischen Herz-Kreislauf-Krankheiten und kranken Dickdärmen gilt ebenfalls als gesichert, und manche Experten vergleichen die Ansammlung von Zell- und Fettablagerungen in den Arterien mit unkontrolliertem Tumorwachstum.

Drogenentzug und Eßstörungen

Ein weniger bekanntes Einsatzgebiet der Kolon-Hydrotherapie bezieht sich auf den Drogenentzug und in der Tat auf alle Arten von Sucht- und Entzugsprogrammen, denn Darmspülungen beschleunigen und erleichtern die Entgiftung. Wenn der Verursacher der Sucht sich noch im Organismus befindet, ist es offensichtlich schwieriger aufzuhören. Dieser Aspekt der Kolon-Hydrotherapie ist von echtem

Wert, da das Behandlungsverfahren sowohl entgiftend als auch psychologisch unterstützend wirkt.

Der Einsatz der Kolon-Hydrotherapie zur Gewichtskontrolle bei Eßstörungen ist ein weiteres umstrittenes Thema, besonders wenn echte psychische Probleme zugrunde liegen. Der Schlankheitswahn, eine der destruktivsten Moden unserer Zeit, wird in Kapitel 6 erörtert.

Die Frage der Schönheit

Gesundheit und Schönheit sind eng miteinander verflochten: Wird die eine wiederhergestellt, geht es mit der anderen garantiert aufwärts. Die Augen werden klarer, die Haut bekommt eine gesündere Farbe, Flecken verschwinden, der Zustand des Haargewebes bessert sich. Außer diesen sichtbaren Wirkungen stellen die Leute fest, daß sie wieder munterer werden.

Die Gemütsverfassung wird ebenfalls stark vom Zustand des Darms beeinflußt, und Beobachtungen an älteren Menschen, die manchmal unter atonischer Verstopfung (die durch den Verlust des Tonus in der Darmmuskulatur einschließlich der an der Peristaltik beteiligten Dickdarmmuskeln verursacht werden) sprechen dafür, daß Darmspülungen solche Menschen unweigerlich aufmuntern. Diese Wirkung ist nicht auf ältere Menschen beschränkt; in der Tat hat die Beobachtung dieser Wirkung den bekannten schottischen Therapeuten Jan de Vries dazu veranlaßt, sich besorgt über Menschen zu äußern, die süchtig nach dieser Art von Therapie werden, weil man sich danach so gut fühlt. Fast alles im Leben, so scheint es, läßt sich mißbrauchen, sogar eine Behandlung, die Mißbräuche kontrollieren möchte!

Kritische Äußerungen

Die bisherigen Erfahrungen scheinen nicht die Ansicht zu stützen, daß regelmäßige Darmspülungen irgendwelchen Schaden anrichten könnten, falls diejenigen, die damit übertreiben, nicht an einer kontraindizierten Krankheit leiden. Bei Hunden, denen man fünf Monate lang ohne Unterbrechung täglich Einläufe verabreichte, zeigten sich erstaunlich wenige Veränderungen an der Darmschleimhaut und -flora. Dieses Ergebnis stellt auch eine weitere, oft geäußerte Kritik in Frage, denn es wird oft behauptet, daß Kolon-Hydrotherapie die Darmflora schädige. Jede Form der Reinigung dürfte jedoch dazu führen, daß etwas Oberflächenflora entfernt wird, und dieser Verlust sollte durch orale oder anale Zufuhr ersetzt werden. Bei oraler Zufuhr von Darmbakterien sind magensäureresistente Präparate (wie Perenterol oder Mutaflor) zu empfehlen. Jedenfalls sollte man wirksame, lebendige Acidophilus-Bakterien, die aus humanen Stämmen gezüchtet oder frisch aus Kohl (siehe Kapitel 4) gewonnen wurden, in beträchtlichen Mengen einnehmen (siehe auch Kapitel 5).

Die Peristaltik stärken

Offensichtlich ist Kolon-Hydrotherapie bei atonischer Verstopfung und allen Beschwerden, bei denen der Tonus der Darmmuskulatur geschwächt ist, wie zum Beispiel bei Reizkolon, von großem Nutzen. Ferner sind Darmspülungen von besonderem Wert bei allen Formen von Verstopfung sowie bei chronischen Blähungen. Außerdem sind sie zu empfehlen, um den Dickdarm auf Substanzen, die bei medizinischen Tests benutzt werden, vorzubereiten oder ihn davon zu befreien. Zu solchen Substanzen gehören Bariumbrei, farbige Kontrastmittel und andere Stoffe.

Wasser- und Elektrolythaushalt

Nach den bisherigen Erfahrungen spricht so gut wie nichts dafür, daß bei normalen Menschen Störungen im Wasser- und Elektrolythaushalt auftreten, wie sie manchmal bei Patienten mit ernsthaften Funktionsstörungen und Beschwerden beobachtet werden (wie zum Beispiel Megakolon, neurogener Obstipation, Rückenmarksläsionen oder bösartigen Tumoren in fortgeschrittenem Stadium).

Da es zu seinen normalen Funktionen gehört, Wasser zu absorbieren, hat der Dickdarm unter anormalen Umständen, wie zum Beispiel bei einer Darmspülung, größere Mengen zu bewältigen. Aber bisher sind nur vorübergehende Schwankungen bei einigen Körperelektrolyten beobachtet worden. Diese sind weder von langer Dauer noch von einer Größenordnung, die als signifikant angesehen werden könnte. Es gibt eine ausgezeichnete Studie von mehreren Forschern am ›College of Naturopathic Medicine‹ in Florida (die beim Dotolo-Institut erhältlich ist) über die Auswirkungen der Kolon-Hydrotherapie auf die Serumelektrolyte. Darin gelangte man zu dem Schluß, daß »es bei ambulanten Patienten ohne ernsthafte pathologische Befunde während oder nach den Behandlungen in keinem Fall zu irgendwelchen klinisch signifikanten Komplikationen oder Beschwerden gekommen ist«.

Wegen dieser wasserabsorbierenden Funktion des Dickdarms sollten Therapeuten natürlich äußerste Vorsicht walten lassen, wenn sie Klienten mit Störungen im Wasserhaushalt behandeln, unabhängig davon, ob diese mit Bluthochdruck, Herzversagen, Niereninsuffizienz oder den toxischen Bedingungen von Stoffwechselstörungen zusammenhängen. Bei normalen Personen wird die diuretische Aktivität durch Kolon-Hydrotherapie tatsächlich verstärkt. So wie die Lebensdauer von elektrischen Akkumulatoren verlängert wird, wenn man sie zwischen voller Aufladung und voller Entladung schwanken läßt, so funktioniert auch der menschliche Organismus besser, wenn er dazu angeregt wird, die volle Skala seiner natürlichen Funktionen zu entfalten.

Neurotische Bedürfnisse

Es gibt einen bestimmten Menschentypus mit einem Reinlichkeitswahn, der oft mit Darmstörungen in Verbindung gebracht wird. Dadurch werden solche Menschen dazu veranlaßt, das zu suchen, was ihnen in ihren Augen Hilfe beim ›Sauberwerden‹ verspricht. Die meisten Kolon-Hydrotherapeuten sind sich der Symptome für solche Komplexe sehr wohl bewußt, möchten aber den betreffenden Personen in vertretbaren Grenzen helfen, indem sie ihnen eine Behandlung zukommen lassen. Praktisch jeder Therapeut wird erklären, daß die Wirkungen der Kolon-Hydrotherapie weit über die Mechanik einer bloßen Darmspülung hinausgehen und das Loslassen auf allen Ebenen fördern. Manchmal können während dieser befreienden Therapie tiefsitzende Ängste zum Ausdruck gebracht und gelindert werden.

Allerdings gibt es Therapeuten im alternativen Gesundheitsbereich, nach deren Ansicht darauf geachtet werden sollte, diejenigen abzuhalten, welche die Behandlung zur Befriedigung ihrer neurotischen Bedürfnisse oder Schlankheitsvorstellungen mißbrauchen. Jan de Vries erwähnt das

Beispiel einer jungen Frau, bei der es ein Jahr dauerte, bis sie sich unter seiner Behandlung von der übermäßigen Anwendung von Darmspülungen erholt hatte. Eine Schwalbe macht zwar noch keinen Sommer, aber dieses negative Beispiel scheint für die Notwendigkeit zu sprechen, Kolon-Hydrotherapeuten so zu schulen, daß sie sich ihrer Verantwortung für ihr professionelles Ansehen bewußt sind. Natürlich gibt es habsüchtige Doktoren und Zahnärzte und geldgierige Vertreter in jedem Bereich des Gesundheitswesens. Der einzige Schutz gegen dieses universale Problem besteht in Wachsamkeit von seiten der kontrollierenden Berufsverbände und der künftigen Klienten.

Auf der anderen Seite äußert sich eine erstaunliche Zahl von Leuten geringschätzig über das, was nach ihren Vermutungen den Aspekt von ›Schmerz oder Lust‹ bei der Kolon-Hydrotherapie ausmacht. Ein führender Londoner Dickdarmchirurg bemerkte mißbilligend, »er sei sicher, daß die Leute Spaß dabei hätten«, als ob dies eine inakzeptable Seite bei der Heilung wäre. Aufzeichnungen von Fallgeschichten durch Therapeuten, welche jahrelang Behandlungen durchgeführt haben, legen den Schluß nahe, daß dieser Aspekt der Kolon-Hydrotherapie eher in den Köpfen der Kritiker herumgeistert als bei den betroffenen Patienten selbst und daß das Ganze harmlos ist, wenn es wirklich einmal dazu kommen sollte.

Einläufe

Die Reinigung des Dickdarms gilt als vierfaches Auswahlprogramm, das folgende Möglichkeiten umfaßt: 1) Kolon-Hydrotherapie; 2) Einläufe; 3) Fasten; und 4) Heilkräuter in geeigneter Mischung.

Dies alles wird im Rahmen dieses Buchs erörtert werden, aber dieses Kapitel über die praktischen Aspekte der Kolon-Hydrotherapie ist der rechte Platz, um sich mit Einläufen zu befassen.

Viele schauern vor Einläufen zurück, und diese negativen Vorstellungen sind zweifellos von den Erfahrungen älterer Verwandter beeinflußt, die sich vielleicht daran erinnert haben, wie ihnen in ihrer Kindheit von strengen und unbarmherzigen Eltern Einläufe verabreicht wurden, um damit eine Vielzahl von Beschwerden von Würmern bis zu Verstopfung zu behandeln. Einläufe bilden einen integralen Bestandteil vieler Kuren und Therapien, wie zum Beispiel der Gersonschen Krebstherapie, bei der diese Methode der umfassenderen Kolon-Hydrotherapie vorgezogen wird, wahrscheinlich deshalb, weil sie für alle, die schwer krank sind oder unter Krebsläsionen oder -komplikationen im Dickdarm leiden, weniger invasiv ist. Im wesentlichen bestehen zwischen Einläufen und der Kolon-Hydrotherapie folgende Unterschiede: a) Bei Einläufen wird nur der letzte Abschnitt des Dickdarms, der Mastdarm (Rektum), und eventuell ein Teil des absteigenden Dickdarms erreicht. b) Bei Einläufen wird das Wasser ein Zeitlang zurückgehalten, während es bei der Kolon-Hydrotherapie ständig zu- und abfließt. c) Bei Einläufen benutzt man, wenn auch nicht immer, mit größerer Wahrscheinlichkeit Zusätze.

Wirkungen

Die Verfechter von Einläufen behaupten, damit in sehr kurzer Zeit folgende Beschwerden lindern zu können: Kopfschmerzen, Übelkeit, Krämpfe durch Lebensmittelvergiftung, Folgen üppiger Mahlzeiten, Verstopfung, Durchfall,

Aufgeblähtheit. Die Reinigung des Mastdarms setzt den Dickdarminhalt in Bewegung, regt die Peristaltik an und fördert so die Ausscheidung von Giftstoffen.

Praktische Durchführung von Einläufen

Wenn Sie sich selbst einen Einlauf machen wollen, können Sie dazu eine Ohrspritze (für Spülungen bei Erwachsenen) oder einen Einlaufbehälter bzw. -beutel (erhältlich in Apotheken) benutzen. In der Praxis gehen Sie dabei wie folgt vor: Füllen Sie die Spritze oder den Behälter mit lauwarmem Wasser (höchstens Körpertemperatur!). *Benutzen Sie nur gereinigtes oder destilliertes Wasser.* Bei Benutzung einer Spritze sollten Sie darauf achten, daß möglichst keine Luft zurückbleibt. Streichen Sie etwas steriles Gleitmittel auf die Spitze der Spritze oder des Einlaufrohrs und um den After. Legen Sie sich flach auf den Rücken, und stellen Sie die Beine hoch. Schieben Sie ein mit einer Plastikfolie und einem Handtuch bedecktes Kissen unter Ihr Gesäß, um es etwas anzuheben. Führen Sie die Spitze sanft und langsam in den After ein, und zwar zwischen den Beinen (und nicht auf Umwegen), um die Spitze in gerader Richtung zu führen. Bleiben Sie in dieser Position liegen, bis die Flüssigkeit aufgenommen ist. Wenn Sie mit einer Ohrspritze arbeiten und diese mehrmals nachfüllen müssen, stellen Sie am besten ein Gefäß mit lauwarmem Wasser neben sich. Füllen Sie nur so viel Wasser in den Darm, daß Sie sich nicht unwohl fühlen oder der Bauch sich aufbläht.

Rollen Sie sich eine Minute lang auf die rechte Seite, um dem Wasser die Möglichkeit zu geben, in den aufsteigenden Dickdarm und eventuell sogar bis zum Blinddarm vorzudringen. Halten Sie die Flüssigkeit so lange wie möglich, und gehen Sie dann zur Toilette. Wiederholen Sie den Einlauf mehrere Male wenn nötig.

Implantate können ebenfalls auf diese Weise zugeführt werden, doch benutzt man dabei weniger Wasser (damit es im Darm zurückgehalten und nicht ausgeschieden wird), in dem Acidophilus-Bakterien aufgelöst wurden. Einige Therapeuten empfehlen auch die Anwendung von Molkelösungen in Pulverform. Eine ausgezeichnete Darstellung dieses Verfahrens findet sich in dem kleinen Buch *Acidophilus and Colon Health* [›Acidophilus und Dickdarmgesundheit‹] von David Webster (erhältlich über Nutri-Books, PO Box 579, Denver, Co 80217, USA). Achten Sie bei dieser Art von Behandlung darauf, daß alle dabei benutzten Gegenstände ebenso wie Ihre Hände so rein und sauber wie möglich sind. Während einer Fastenkur kann man bis zu einer Woche lang täglich Einläufe machen, um die Ausscheidung der Giftstoffe zu fördern, doch gilt auch hier wie bei allen Dickdarmbehandlungen der Rat, äußerst sanft vorzugehen. Darmspezialisten geben zu bedenken, daß ein kleines, aber begrenztes Risiko besteht, daß Sie die empfindliche Darmwand beschädigen, wenn Sie ein Rohr in den Darm schieben. Jedoch braucht dies nicht zu geschehen, wenn man möglichst sorgfältig vorgeht und das Gleitmittel nicht vergißt. Bei Hunden, denen man über fünf Monate lang tägliche Einläufe gab, zeigten sich nur leichte Hautveränderungen als Ergebnis des häufigen Einführens von Einlaufrohren.

Vorsichtsmaßnahmen

- Übertreiben Sie niemals bei dieser noch bei einer anderen Art von Dickdarmbehandlung.
- Besprechen Sie stets mit einem qualifizierten Therapeuten, was Sie vorhaben und für wie lange.
- Kaufen Sie die notwendigen Produkte von vertrauenswürdigen Lieferanten.
- Wenn Sie unter Hämorrhoiden leiden, sollten Sie auf diese Art der Selbstbehandlung so lange verzichten, bis die Hämorrhoiden unter Kontrolle sind (siehe Kapitel 4).
- Versuchen Sie, etwas über die Funktionen Ihres Dickdarms und Verdauungssystems zu lernen, damit Sie die Bedürfnisse Ihres Organismus besser verstehen (siehe Kapitel 3).

3 Dickdarm und Verdauung

Funktionen und Störungen

Solange die Verdauung gut zu funktionieren scheint, kümmern wir uns kaum um die Eingeweide. Doch wenn sich bestimmte Symptome wie Verdauungsstörungen, Bauchschmerzen, Hämorrhoiden und Verstopfung auf unser Bewußtsein auszuwirken beginnen, werden wir schließlich gezwungen, uns mit dem Darm zu befassen. In solchen Fällen handelt es sich meistens um recht hartnäckige Darmbeschwerden, die sich wahrscheinlich schon seit der Kindheit entwickelt haben.

Eine Vogel-Strauß-Haltung ist niemals gut für die Darmgesundheit, und solche Störungen können erst dann wirklich behoben werden, wenn das gesamte Verdauungssystem als Einheit begriffen wird. Dann schimmert Hoffnung auf, die Ursachen des Unbehagens können aufgespürt werden und die sich anschließende Pflege des Dickdarms und des ganzen Verdauungssystems wird eine einfache und sinnvolle Angelegenheit.

Der Vorgang der Verdauung

Die *Encyclopaedia Britannica* beschreibt das Verdauungssystem in nüchternen Worten: »Der Verdauungskanal beginnt an den Lippen und endet am After.«
Es ist überaus wichtig, sich den Sinn dieser Aussage klarzu-

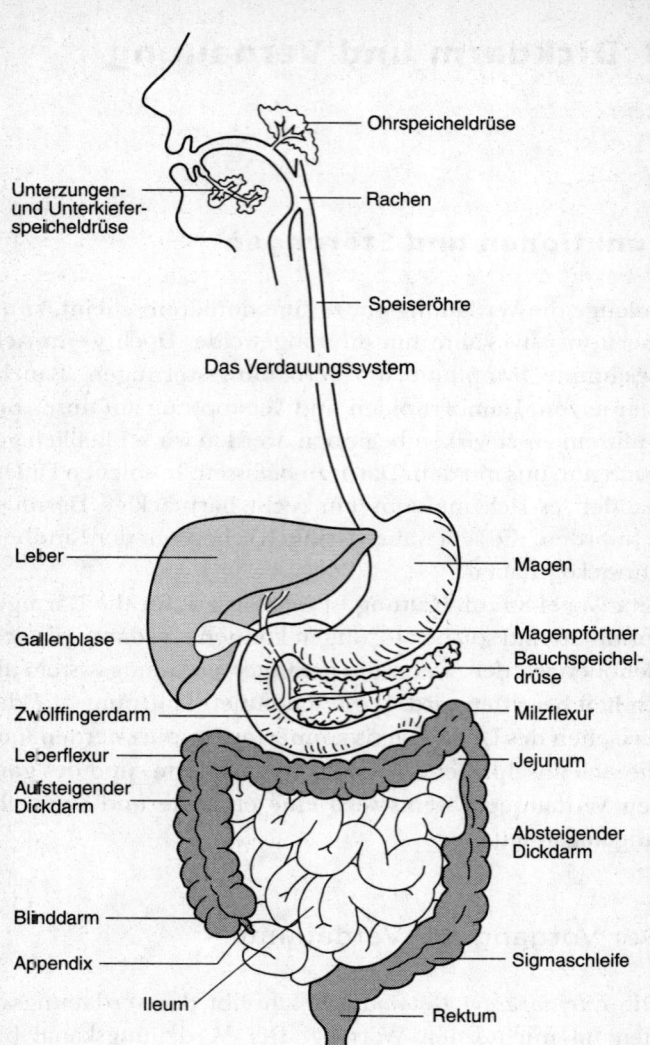

Das Verdauungssystem

- Ohrspeicheldrüse
- Rachen
- Speiseröhre
- Unterzungen- und Unterkieferspeicheldrüse
- Leber
- Magen
- Gallenblase
- Magenpförtner
- Bauchspeicheldrüse
- Zwölffingerdarm
- Milzflexur
- Leberflexur
- Jejunum
- Aufsteigender Dickdarm
- Absteigender Dickdarm
- Blinddarm
- Appendix
- Sigmaschleife
- Ileum
- Rektum

Das Verdauungssystem

machen, wenn man den Dickdarm pflegen will. Was durch die Lippen geht, endet unausweichlich im Dickdarm, bei dem es sich keineswegs um eine Röhre aus rostfreiem Stahl handelt, obwohl viele Leute im Hinblick auf ihre Eßgewohnheiten ihn dafür zu halten scheinen.

In diesem Zusammenhang sollten der Dickdarm und der ganze Verdauungskanal als in gewisser Weise vom Körper getrennt und als Fortsetzung der äußeren Umgebung betrachtet werden. Natürlich werden die Nährstoffe in einem gewissen Stadium des Verdauungsvorgangs durch die semipermeable Membran der Darmwände in den Körper überführt. Doch hier liegt bei *idealer* Gesundheit auch die Grenze dieser Diffusionsvorgänge, denn diese Membran soll auch alle potentiell gefährlichen Mikroben und Schadstoffe, die von außen in den Organismus gelangen könnten, fernhalten.

Oft geschieht jedoch etwas ganz anderes im Darm, und das führt zu einer Art von innerer Verschmutzung, die genauso gefährlich wie unsere äußere Umweltverschmutzung ist. Auch hier ist der Mikrokosmos ein Abbild des Makrokosmos. Der Vorgang der Verdauung beginnt im Mund, wenn sich die Verdauungsenzyme im Speichel mit der Nahrung vermischen. Wie gut sie sich mischen, hängt davon ab, wie gut gekaut wird. Die Nahrung gelangt anschließend in den Magen, wo sie von stark sauren Magensäften, die sie zerteilen und verdaulich machen, angegriffen werden. Wenn diese Säfte sauer genug sind, töten sie dabei alle eindringenden Bakterien, welche die Nahrung verseucht haben könnten. Sie können sich vielleicht vorstellen, wie schädlich sich die Einnahme von Antazida auf diese Desinfektionsvorgänge auswirken kann.

Wie viele Stunden die Nahrung im Magen verweilt, hängt von der Art und der Kombination der verzehrten Nahrungsmittel ab. Danach beginnt der nun schon fast flüssige Speisebrei seine Reise durch die Eingeweide vom Dünndarm an. Dort werden aus der Leber und der Bauchspeicheldrüse noch mehr Verdauungssäfte und Enzyme zugeführt, um die Verdauungsvorgänge zu beschleunigen.

Der Verdauungstrakt ist erstaunliche acht Meter lang – das heißt länger als die meisten Hausgärten –, und wenn man seine Funktion untersucht, kann man sehr wohl zu dem Schluß gelangen, daß er der Garten des Körpers ist. Denn bekanntlich enthalten die Därme eine eigene Flora aus Mikroben, Pilzen und Bakterien, die bei der Aufspaltung der Nahrung mitwirken, genauso wie die Mikroben in einer Kompostmischung die Übertragung von Nährstoffen in den Boden unterstützen.

Während die Nahrung im allgemeinen nur zwei bis fünf Stunden im Magen verweilt, bleibt sie bis zu zehn Stunden lang im Dünndarm, weil dort der wichtigste Teil der Verdauung stattfindet. Bis vor kurzem glaubte man noch, daß der einzige Zweck für den sich anschließenden Dickdarm (Kolon) darin bestünde, die kondensierten Nahrungsreste, die von den Verdauungsvorgängen im Dünndarm übriggeblieben waren, so lange aufzubewahren, bis sie als Kot ausgeschieden würden. Inzwischen weiß man aber, daß der Dickdarm die Verdauungsvorgänge in vielerlei Hinsicht vervollständigt.

In seinem Buch *Stomach and Bowel Disorders* [›Magen- und Darmstörungen‹, London 1993] schreibt Jan de Vries, daß der Dickdarm »dazu bestimmt ist, Abfallmaterial aus dem Körper hinauszubefördern und bei der Resorption von Nährstoffen aus der Nahrung mitzuwirken«. Neuere Forschungen deuten darauf hin, daß ein gesunder Dickdarm aus den dort gebildeten kurzkettigen Fettsäuren seine eigene Energie erzeugt. Sollte das zutreffen, erhält der engli-

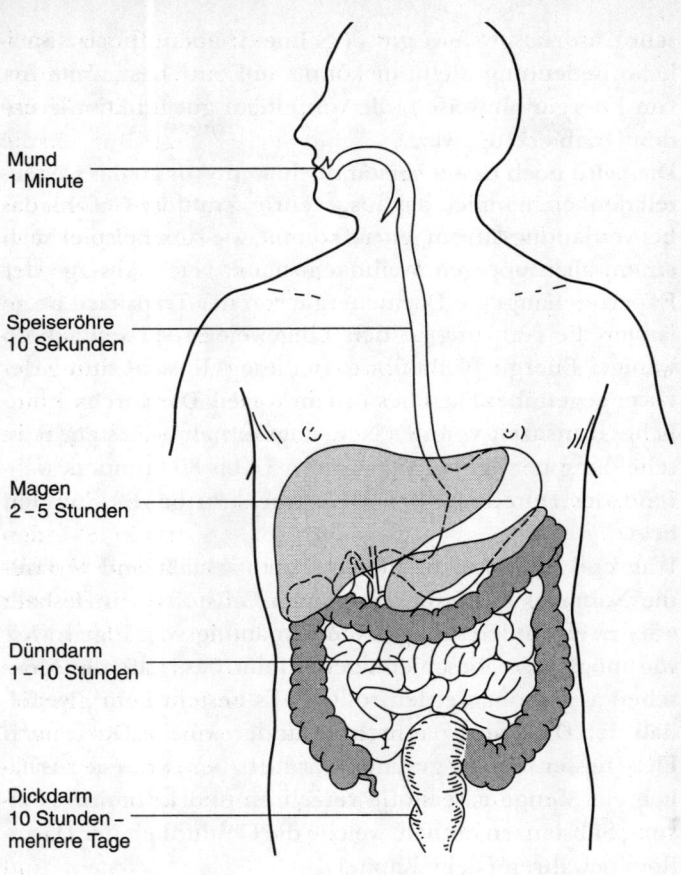

Mund
1 Minute

Speiseröhre
10 Sekunden

Magen
2 – 5 Stunden

Dünndarm
1 – 10 Stunden

Dickdarm
10 Stunden –
mehrere Tage

Der Verdauungskanal. Das Diagramm zeigt die durchschnittliche Zeit, welche die Nahrung in jedem Teil des Verdauungskanals verweilt.

sche Ausdruck ›to have guts‹ (›Schneid haben‹) noch zusätzliche Bedeutung, denn er könnte auf eine bestimmte Art von Energie hinweisen, die von einem gut funktionierenden Darm erzeugt wird.

Dies wird noch besser verständlich, wenn wir an das Gegenteil denken, nämlich das ausgezehrte, kraftlose Gefühl, das bei Verdauungsstörungen aufkommt, wie zum Beispiel nach einem allzu üppigen Weihnachtsmahl. Nach Aussage der Experten hängt die Darmenergie von der Transitzeit ab: je länger die Nahrung in den Eingeweiden verweilt, desto weniger Energie bleibt übrig. In dieser Hinsicht sind Vegetarier gegenüber Fleischessern im Vorteil: Die durchschnittliche Transitzeit von der Nahrungsaufnahme bis zur Ausscheidung beträgt bei Vegetariern 18 bis 30 Stunden, während der Durchschnitt bei Fleischessern bei 60 Stunden liegt.

Während ihres Aufenthalts im Darm zerfällt und verfault die Nahrung und gibt dabei auch Giftstoffe ab. Deshalb wäre es eigentlich sinnvoll, die Verdauungsvorgänge soweit wie möglich zu beschleunigen. Heißt das, daß alle Menschen Vegetarier werden sollten? Es besteht kein Zweifel, daß der Dickdarm dadurch gesünder würde. Doch auch Fleischesser können gesunde Därme haben, *wenn* sie zusätzlich ein Menge Faserstoffe verzehren und *wenn* ihre Nahrung Substanzen enthält, welche die Gesundheit der Darmflora bewahren (siehe Kapitel 4).

Die Bedeutung der Darmflora

In einem normalen menschlichen Darm befinden sich nicht weniger als zwei bis vier Pfund Darmflora. Dazu gehören auch einige Mikrobenarten, die tödlich wirken können, wenn sie in den Blutkreislauf gelangen. Mykosen, die durch das unkontrollierte Wachstum des Darmpilzes Candida albicans verursacht werden, sind ein klassisches Beispiel dafür, was für negative Folgen es hat, wenn das Gleichgewicht innerhalb der Darmflora gestört wird. Genauso wie Unkraut einen Garten überwuchern und so die erwünschten Pflanzen ersticken kann, so können schmarotzende Bakterien und Pilze den Darm überschwemmen.

Nur das gesunde Milieu einer intakten Darmwand kann solche Ungeheuer wie Escherichia coli, Salmonellen, Streptokokken, Polioviren, Pseudomonaden, Trichomonaden, Entamöben, Bacteroides, Clostridien und Candida in Schach halten. Diese gefährlichen Mikroben werden hauptsächlich durch die nützlichen Darmbakterien (vor allem Bifidus- und Laktobakterien) unter Kontrolle gehalten. Die freundlichen Bakterien sorgen auch dafür, daß sich Viren, Pilze, Hefesporen und sogar Würmer, die sich im Darm einnisten wollen, nicht ausbreiten können.

Mit Ernüchterung müssen wir feststellen, daß diese pathogenen Bakterien ständig im menschlichen Darm präsent sind und nur durch das empfindliche Gleichgewicht der Darmflora sowie die Aktivität des im Darm angesiedelten Immunsystems in Schach gehalten werden. Wenn daher im Organismus eine Infektion zum Ausbruch kommt, ist das gewöhnlich ein Anzeichen für einen ungesunden Darm und bedeutet, daß die erste Verteidigungslinie uns im Stich gelassen hat.

So gesehen kann man erkennen, daß der Versuch, solche Ausbrüche mit Antibiotika zu kontrollieren, zwar zu funktionieren scheint, aber nicht an die Wurzel des Problems geht. Außerdem ist inzwischen bekannt, daß Antibiotika nicht nur die bösen Bakterien töten, sondern auch die guten, einschließlich nützlicher Darmbewohner wie Acidophilus, und dadurch eine potentielle Kettenreaktion, durch welche die Schutzmechanismen des Darms geschwächt werden, in Gang setzen.

Dies ist genau das Muster, nach dem bei allen, die unter Darmstörungen leiden, die Beschwerden verlaufen: zuerst Infektionen und Behandlung mit Antibiotika; danach Symptome wie Blähungen, Bauchschmerzen und so weiter, die sich allesamt unter dem Einfluß von Streß oder nachfolgenden Infektionen mit der Zeit verschlimmern.

Ein empfindliches Gleichgewicht

Die Darmflora bewohnt den Schleim, der die Darmwände bedeckt und ihr ein ideales Substrat bietet, solange er gesund ist. Aber leider führen Faktoren wie Fehlernährung und schlechte Ausscheidung dazu, daß der Schleim eher klebrig als glitschig, eher gummiartig hart als plastisch weich wird. Dieser klebrige Schleim haftet dann an den Darmabfällen und bildet so Ablagerungen, durch die Infektionen, Fäulnisbildung und die Entartung des Darmgewebes gefördert werden.

Jeder Gärtner weiß, daß auf klumpigem Boden nur Unkraut wachsen wird. So ist es auch mit dem Darm: Wenn die gesunde Darmflora von den schmarotzenden Bakterien überwuchert wird, führt das zu einer Vielzahl von Symptomen, beginnend mit leichteren Störungen wie Blähungen, übelriechenden Winden, faulem Atem, Verdauungsstörungen oder Verstopfung bis hin zu Beschwerden, die den ganzen Organismus betreffen, wie Allergien, Toxizität und häufige Infektionen. Ferner führt die Anhäufung von Schleim und Abfallstoffen dazu, daß die Nahrung auf ihrem Weg durch den Dickdarm immer weniger mit der Darmwand in Kontakt kommt und ihre Nährstoffe deshalb immer schlechter resorbiert werden.

Auf lange Sicht kann sich so eine der immer häufigeren Dickdarminfektionen und -krankheiten wie Candidosis (Mykosen, Soor), Kolitis, Reizkolon oder Divertikulitis entwickeln. Je länger die Nahrung im Dickdarm verweilt und je weniger effektiv sie ausgeschieden wird, desto wahrscheinlicher kommt es zu solchen Beschwerden.

Deshalb sind *Faserstoffe* und *Flüssigkeit* zwei höchst bedeutsame und lebenswichtige Faktoren für die Gesundheit des Dickdarms: Fasern bürsten die Dickdarmwände, während Wasser sie schmiert und so den Abgang der Exkremente erleichtert.

Sie werden in Kapitel 4 behandelt.

Zur Anatomie des Dickdarms

Der Dickdarm selbst ist ein komplexes und bewegliches Organ, das ständig in Bewegung ist und auf der rechten Körperseite genau über dem Hüftknochen beginnt, nach oben verläuft, um den Magen auf Nabelhöhe zu überqueren, und dann auf der linken Bauchseite nach unten absteigt, bis es mit einem oder zwei deutlichen Knicken (ähnlich wie das u-förmige Abflußrohr eines Waschbeckens und genauso anfällig für Verstopfung) zur Körpermitte verläuft und dort in den Mastdarm (Rektum), den letzten Darmabschnitt vor der Ausscheidung, übergeht. In diesem Zusammenhang sollten Sie auch wissen, daß die Haut, die den Mastdarm auskleidet, von ähnlicher Beschaffenheit wie die empfindliche Mundschleimhaut ist – und das sollte doch gewiß der größte Ansporn dazu sein, den Defäkationsvorgang in Ordnung zu bringen und zu beschleunigen. Denn wie man inzwischen

weiß, machen langdauernde Beschädigungen der Darmwand anfällig für Krebs.

Mit der Zeit

Während der Dünndarm einen Durchmesser von nur 3–4
cm hat, ist der Dickdarm etwa 6–7 cm weit, aber seine Länge
beträgt nur ein Fünftel des Dünndarms, das heißt ungefähr
1,5 Meter. Die Darmwände sind jedoch so gebaut, daß sie
wechselnde Mengen von Kot aufnehmen können. Das
bedeutet, daß sie sich sehr weit dehnen lassen und enorm
viel Raum einnehmen können, indem sie sich nach hinten, vorne und seitwärts aufblähen. Dabei verdrängen sie
schließlich ihre ›Mitbewohner‹ (wie Gebärmutter, Scheide,
Eierstöcke, Prostata, Blase und Nieren) so weit, bis jene Organe den Druck zu spüren bekommen und dann ebenfalls
beginnen, nicht mehr richtig zu funktionieren.
Ferner kann der Dickdarm so deformiert werden, daß er an
einigen Stellen zusammengedrückt und an anderen ge-
dehnt wird. Der berühmte amerikanische Darmchirurg
John Harvey Kellogg, der in seinem Leben über 22 000
Darmoperationen durchgeführt haben soll, behauptete, er
hätte nie einen völlig normalen Dickdarm gesehen. Wenn
der Dickdarm sich an einigen Stellen zusammenzieht und
an anderen ausdehnt, wird auch die Peristaltik (die wurm-
artigen Muskelkontraktionen, durch die der Darminhalt
durch den Verdauungskanal befördert wird) gestört, vor allem, wenn es im Dickdarm Knicke geben sollte, welche die
Beförderung des Darminhalts behindern. Die zunehmende
Masse einer Mischung aus verkrustetem Schleim und Kot an
den Darmwänden führt ebenfalls zu einer Verlangsamung
der peristaltischen Muskelkontraktionen. Das Ergebnis ist

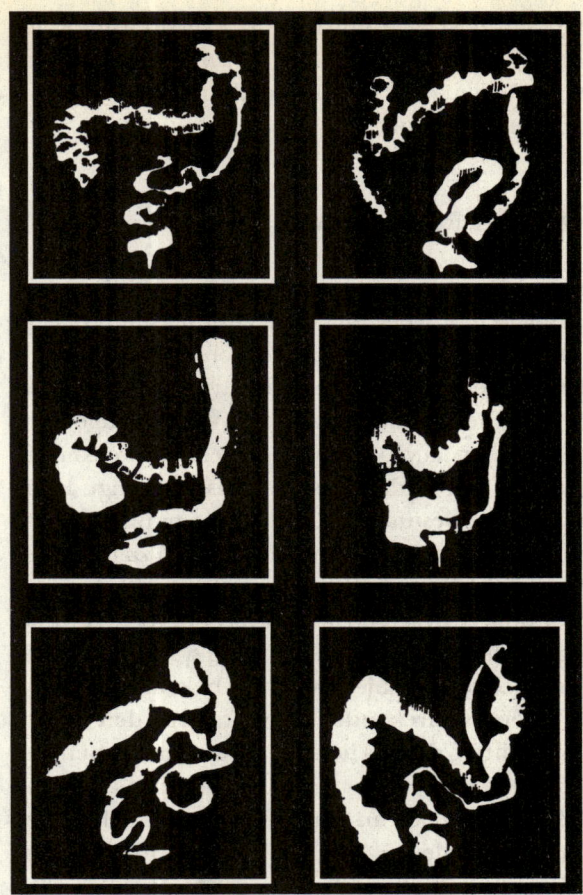

Die obigen sechs Abbildungen von vorgefallenen, ver-
zerrten, verdrehten und krank aussehenden Dickdärmen sind getreue Reproduktionen der Röntgenaufnahmen von Dickdärmen scheinbar gesunder Menschen. (Aus: Norman Walker, Darmgesundheit ohne
Verstopfung, Ritterhude 1994.)

gewöhnlich chronische Konstipation (Verstopfung), ein Wort, das sich aus dem lateinischen ›*constipare*‹ ableitet und ›zusammendrücken oder zusammendrängen, vollpacken oder vollstopfen‹ bedeutet.

Dickdarm und Reflexzonen

Es ist ferner bekannt, daß es am Dickdarm Reflexzonen gibt, die mit jedem Körperteil in Verbindung stehen (siehe Abb.1, Seite 17). Was für die Fußreflexzonen gilt, die jedem Organ des Körpers entsprechen, das trifft auch auf den Dickdarm zu. Diese reflexologischen Verbindungen des Dickdarms können auch zu diagnostischen Zwecken genutzt werden. Unter anderem scheint es eine enge Beziehung zwischen der Gesundheit des Dickdarms und des Herzens zu geben, was einen britischen Fachmann zu folgender Aussage veranlaßte: »Es gibt nur wenige Phasen bei Herzstörungen, bei denen Beschwerden in irgendeinem Teil des Verdauungstrakts keine ursächliche Rolle spielen. Es ist tatsächlich möglich, daß fast jede der uns bekannten chronischen Beschwerden direkt oder indirekt durch den Einfluß von Bakteriengiften, die aus dem Darm aufgenommen werden, verursacht wird.«
Diese Gifte sammeln sich an den Schwachstellen des Organismus, in Körperteilen, wo vielleicht eine frühere Verletzung, eine angeborene Tendenz oder ein Muster einer Kinderkrankheit vorlagen.

Immunsystem und Dickdarm

Man geht davon aus, daß bis zu 80% der Immunreaktionen vom Dickdarm ausgehen. In seinen Wänden ist er reichlich versorgt mit Lymphsubstanz (ebenso wie der Dünndarm durch Verbände von Lymphzellen, die als Peyersche Platten bezeichnet werden). Ferner befinden sich sowohl im Dünndarm als auch im Dickdarm große Enzymreserven; und diese bilden die erste Verteidigungslinie des Immunsystems. Der Appendix (Wurmfortsatz) gehört ebenfalls zum Immunabwehrsystem des Dickdarms: Er ist eine Art Sicherheitsventil zur Isolierung von Infektionen. Wenn er ohne ausreichenden Grund operativ entfernt wird, beseitigt man dadurch vielleicht nicht einmal die Infektion, sondern treibt sie einfach tiefer in den Organismus.

Offensichtlich ist eine Immunreaktion, die von einer verstopften Stelle ausgeht, in ihrer Wirksamkeit beeinträchtigt. Wenn wir in diesem Zusammenhang zurückblicken, erscheint es unglaublich, daß man so leichtfertig vergessen hat, was bereits 1912 bekannt und anerkannt worden war, als sich eine Gruppe von 57 führenden britischen Chirurgen getroffen hatte, um die Wichtigkeit der Darmhygiene und das wachsende Problem der Selbstvergiftung (Autointoxikation) im Dickdarm zu erörtern. Bei diesem Treffen in der ›Royal Society of Medicine‹ [›Königliche Medizinische Gesellschaft‹] identifizierten diese Ärzte 22 Arten von Giften, die aus einem toxischen Dickdarm stammen können: »Phenol, Kadaverin, Agamantin, Indol, Schwefelwasserstoff, Kresol, Buttersäure, Botulin, Putrescin, Urobilin, Histidin, Ammoniak, Muscarin, Methylmerkaptan, Indikan, Methylgardanin, Indoäthylamin, Sulfuroglobin, Ptorrmarropin, Pentamethylendiamin, Neurin und Sepsin.«

In den Vereinigten Staaten kannten Darmexperten wie Bernard Jensen und Norman Walker einen Test für eines dieser Gifte, Indikan. Jener Test wurde regelmäßig durchgeführt, um den Grad der Autointoxikation an den verdächtigen Stellen im Darm zu testen. Heute ist dieser Test aber nicht mehr allgemein verfügbar.

Der Verfall und der Niedergang bei der Darmpflege auf beiden Seiten des Atlantik und überall in der westlichen Welt steht in direktem Zusammenhang mit der Zunahme degenerativer Erkrankungen. Wenn das Immunsystem im Darm beeinträchtigt wird, müssen die übrigen Ausscheidungsorgane – Leber, Lunge, Nieren, Lymphknoten und Haut – zusätzliche Arbeit leisten. Dies ist auch der Grund, warum sich Symptome manchmal an Stellen von sekundärer Bedeutung zeigen, wie zum Beispiel als Hautausschläge, Mundgeruch oder Leberflecken.

Stilles Leiden

Es ist schwer vorstellbar, warum wir unter derartiger progressiver Zerstörung des Darms leiden können, ohne etwas zu merken. Dafür soll es zwei Gründe geben: Erstens ist der Darm nur dürftig ausgestattet mit Nerven, die Schmerz übertragen; und zweitens führt der fortgesetzte Mißbrauch jedes Körperorgans dazu, daß Reaktionen auf Störungen unterdrückt werden. Daher reagiert der Darm eines Säuglings rasch auf unfreundliche Substanzen, aber im Lauf der Zeit werden Primärreaktionen durch Sekundärreaktionen wie zum Beispiel Allergien ersetzt, genauso wie diese sich dann mit der Zeit zu ernsteren Beschwerden und schließlich zu Krankheiten entwickeln.

Streß und Darm

Streß ist ein weiterer ungünstiger Faktor, der im Darm wirksam wird und der normalen Darmfunktion absolut keinen Dienst erweist. So wird die Peristaltik durch Streß schnell zum Stillstand gebracht. Diese atavistische Reaktion stammt aus jener Zeit, wo unsere Ahnen noch Jäger und Sammler waren. Angesichts von Gefahren kam es oft spontan zur Defäkation – eine Reaktion, die jeder von uns kennengelernt hat –, um die betreffende Person zu erleichtern und kampfbereit zu machen. Danach kam die Peristaltik zum Stehen, weil Aufnahme und Verdauung von Nahrung keine vordringlichen Bedürfnisse mehr waren, solange die Krise andauerte. Wir haben heute einen Darm geerbt, der in dieser Weise reagiert, doch unsere Lebensweise hat sich seither verändert: Bei Krisen in unserer Zeit geht es nur selten um Leben oder Tod, und doch reagiert der Darm immer noch so darauf. Zwar übertragen die Darmnerven kaum Schmerzen, reagieren aber um so empfindlicher auf Streß. Tatsächlich gehört das ganze Verdauungssystem zu den ersten Körperzonen, die auf Störungen des Gleichgewichts reagieren.

Das ganze Problem des Stresses, seiner komplizierten und vielfältigen Wirkungen auf den Darm und die Suche nach wirksamen Methoden der Streßbewältigung, wird in Kapitel 6 behandelt. Hier genügt der Hinweis, daß nervöse Reaktionen für zahlreiche funktionale Darmbeschwerden verantwortlich sein können, wie zum Beispiel irritables Kolon, Verstopfung und Durchfall, und manche davon, die aus dem Säuglingsalter oder der Kindheit stammen, sind vielleicht so tief in uns verwurzelt, daß sie überhaupt nicht in das gegenwärtige Lebensbild passen.

Daher ist es oft eine Kombination verschiedener Faktoren,

zu denen auch schlechte Eß- und Ausscheidungsgewohn-
heiten sowie vor allem das zusätzliche Element des Stresses
gehören, die sich verschwören, um die gesunde Dickdarmfunktion zugrunde zu richten. Furcht, Zorn, Kummer,
Angst – alle wirken sich in verschiedener Weise auf das Verdauungssystem aus. Das Geheimnis besteht darin zu entdecken, was bei uns selbst der aktive Faktor ist und geeignete
Therapien zu seiner Heilung zu finden.

Klappen und Krümmungen:
Wo sich Parasiten einnisten können

Es gibt im Dickdarm zwei Stellen, die besonders anfällig für
Störungen sind: die zum Blinddarm führende Bauhinsche
Klappe (Ileozäkalklappe) und die Sigmaschleife. Erstere
befindet sich in der Vertiefung des rechten Hüftknochens
und bildet die Verbindung zwischen Dünndarm und Dickdarm.

Streß beeinträchtigt nicht nur das Öffnen und Schließen
dieser Klappe, sondern auch den Blinddarm, der als sack-
artiges Gebilde dazu neigt, den Darminhalt zu speichern,
wenn die Peristaltik stillsteht. Dieser kann sich dann zerset-
zen und so einen idealen Brutplatz für Würmer (Parasiten)
bilden.

Niemand kann sich heute für gefeit gegen die Bedrohung
durch Würmer halten, von denen schätzungsweise 200 Millionen Menschen auf der Erde befallen sind. Abgesehen davon, daß niemand gerne zum Wirt für Parasiten werden
möchte (siehe Kapitel 5), zapfen sie die Nährstoffreserven
und Energien des Körpers an. In Wirklichkeit sterben mehr
Menschen an diagnostizierten oder unerkannten Wurmin-
fektionen als an Darmkrebs, der unter den Krebsarten als

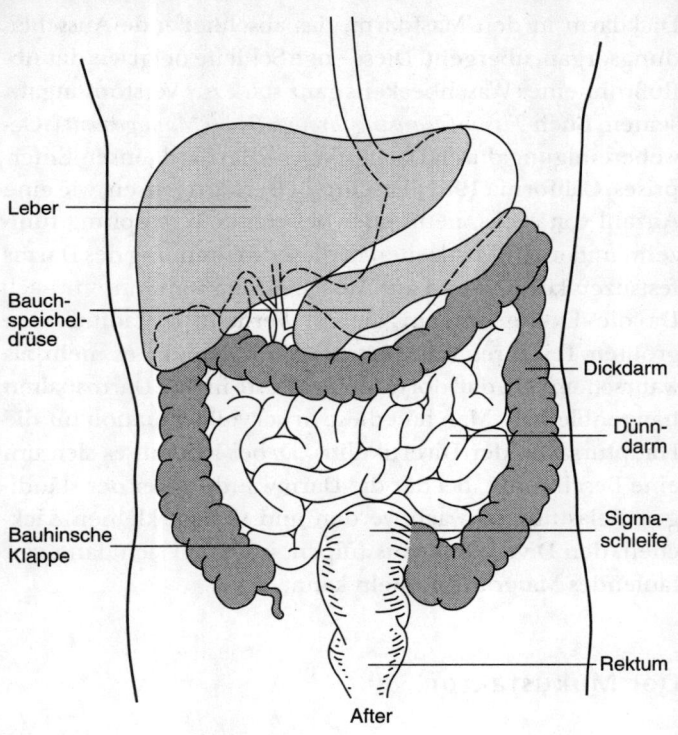

Leber

Bauch-
speichel-
drüse

Bauhinsche
Klappe

Dickdarm

Dünn-
darm

Sigma-
schleife

Rektum

After

Die Bauhinsche Klappe und die Sigmaschleife bilden im Verlauf des Dickdarms zwei empfindliche Bereiche, in denen der Fluß des Darminhalts behindert werden kann.

häufigste Todesursache hinter dem Lungenkrebs bei Männern und dem Brustkrebs bei Frauen rangiert.

Die Sigmaschleife am anderen Ende des Dickdarms ist ebenfalls anfällig für Infektionen. Dabei handelt es sich um die scharfe Abwärtsbiegung, in welcher der absteigende

Dickdarm in den Mastdarm, das abschließende Ausscheidungsorgan, übergeht. Diese enge Schleife neigt wie das Abflußrohr eines Waschbeckens ganz stark zur Verstopfung. In seinem Buch *Tissue Cleansing through Bowel Management* [›Gewebereinigung durch Darmpflege‹ – Bernard Jensen Enterprises, California 1981] beschreibt Bernard Jensen, wie eine Anzahl von sechs, neun oder bei echter Verstopfung fünfzehn und mehr Mahlzeiten in dieser Krümmung des Darms festsitzen können und auf Ausscheidung warten.

Da die Exkremente in diesem Verdauungsstadium den größten Teil ihres Wassers verloren haben, ist es mehr als wahrscheinlich, daß dort klebrige Reste in den Darmspalten hängenbleiben. Man hält diese druckvolle Situation für die Hauptursache der Divertikulitis. Dabei handelt es sich um eine Beschwerde, bei der die Darmwände unter der ständigen Belastung schwach werden und sich zu kleinen Säckchen, den Divertikeln, ausstülpen, in denen sich dann verfaulendes Material sammeln kann.

Der Mukusfaktor

Offensichtlich muß der Darm geschmiert werden, damit sein Inhalt sich besser bewegen kann, und die Zellen in seinen Wänden erzeugen zu diesem Zweck reichliche Mengen von glitschigem Schleim (Mukus). Jedoch führt die Zusammensetzung der westlichen Ernährung zur Bildung von zu viel Schleim viskoser Art, in erster Linie vor allem als Reaktion auf den Verzehr von Milchprodukten (Milch, Käse, Quark, Joghurt, Sahne, Crème fraîche, Eis usw.) und in zweiter Linie von Fleisch, Fisch und Eiern. Der klebrige Schleim haftet und verhärtet sich an den Darmwänden und behindert die Peristaltik. Da Sojaprodukte ebenfalls schleimbildend sind, sollte die Eiweißzufuhr stets durch reichlichen Verzehr von frischem Obst und grünem Gemüse ausgeglichen werden.

Diese Art von Mukusbildung und ihre Folgen gehören zu den problematischsten Bereichen der Darmfunktion. Wenn der Darm als Reaktion auf Reizstoffe (seien es nun Nahrung, Medikamente oder sonstige Substanzen) zu viel Schleim erzeugt, führt das zu einem Rückstau in andere schleimbildende Kanäle des Organismus, wie zum Beispiel den Nebenhöhlen und Lungen, und äußert sich dort in Symptomen, die in keinerlei Beziehung zum Darm zu stehen scheinen.

Viele Kinder reagieren allergisch auf Milch oder Weizen, aber das daraus resultierende Übermaß an Schleimbildung läßt sich eher an Symptomen wie Asthma, Heuschnupfen oder häufigen Erkältungen erkennen als an seinem Ausgangspunkt, dem Dickdarm. Um die Sache noch schlimmer zu machen, werden zur Behandlung dieser sekundären Symptome Medikamente verschrieben, durch welche die Mukusbildung im Dickdarm wahrscheinlich noch verstärkt wird. Keine Krankheit kann jemals wirklich zum Stillstand gebracht werden, bevor man nicht ihren wahren Ursprung entdeckt hat. Sonst kann das in einen Teufelskreis führen, wie der folgende Abschnitt zeigt.

Von Verstopfung zum Krebs – Stufen eines lebenslangen Leidensweges

Panikmache ist nur gerechtfertigt, wenn alle Zeichen darauf hindeuten, daß sie in der Sache sowohl zutreffend als auch konstruktiv ist. Fast alle Darmspezialisten, seien sie nun aus dem orthodoxen oder dem alternativen Lager, haben übereinstimmend festgestellt, daß die übliche Kost mit ihrem Übermaß an raffinierten Nahrungsmitteln (wie Zucker, Weißmehl und sowohl künstlichen als auch tierischen Fetten) und ihrem Mangel an Faserstoffen der Gesundheit schadet und schlimme Auswirkungen auf den Dickdarm hat. Es besteht kaum ein Grund, ihre Aussagen zu bezweifeln.

Der bekannte britische Darmchirurg John Northover hat dazu folgendes zu sagen: »Das häufige Auftreten dieser Krankheit (Krebs) hängt mit Umwelt- und Ernährungsfaktoren zusammen.« In seinen weiteren Ausführungen nennt er dann die beiden wesentlichen Ernährungsfaktoren: Mangel an Faserstoffen und zu reichlicher Verzehr von tierischem Fett und Protein. Zusammen mit Joel D. Kettner, einem kanadischen Medizinprofessor, hat er ein Buch über Darmkrebs (*Bowel Cancer: The Facts,* Oxford University Press, 1992) veröffentlicht, in welchem die Autoren konkretes Beweismaterial über den progressiven Verfall der Darmgesundheit in den westlichen Industrieländern vorlegen. Ihre überzeugenden Ausführungen legen den Schluß nahe, daß Darmkrankheiten in dem Maße zunehmen, wie Gesellschaften von jener Art von Nahrung abweichen, die der Mensch auf der Stufe des Jägers und Sammlers verzehrt hatte.

In ihrem Buch stützen sie sich unter anderem auf Material, das der englische Chirurg Dennis Burkitt bei seiner Arbeit in Afrika gesammelt und als klassische Abhandlung über die Epidemiologie von Dickdarm- und Mastdarmkrebs veröffentlicht hat. In Afrika ist die Ernährung, die dort zum großen Teil als Frischkost verzehrt wird, normalerweise reich an Pflanzenfasern und arm an raffinierten Nahrungsmitteln jeglicher Art. Auf der Grundlage seiner eigenen Forschungen sowie der Studien von anderen Spezialisten kam Burkitt zu dem Schluß, daß Fehlernährung die Hauptursache für Darmkrebs bildet (und für verschiedene Arten von Darmbeschwerden wie Hämorrhoiden und Divertikulitis sowie andere Krankheiten wie Diabetes und Krampfadern). Diese Erkenntnisse sollten uns in die Lage versetzen, unseren Nachkommen zu helfen. Doch auf der Straße des Lebens befinden sich in der Zwischenzeit zahlreiche Menschen, die im Grunde wissen sollten, wie sich das Muster von Darmkrankheiten im Lauf der Jahre entwickelt. Dieses Wissen wird gebraucht, damit diese Menschen zum richtigen Zeitpunkt in dieses Geschehen eingreifen können und so ihre Darmgesundheit (zusammen mit ihrer Allgemeingesundheit) wiederhergestellt werden kann.

Funktional oder organisch: eine Frage der Zeit

Die Schulmedizin teilt Darmbeschwerden in zweierlei Hauptkategorien ein: in funktionale – das bedeutet, daß mit der Art und Weise, wie der Darm arbeitet, etwas nicht stimmt – und in organische – das bedeutet, daß mit dem betreffenden Organ selbst etwas nicht stimmt. Offensichtlich ist die zweite Kategorie ernster zu nehmen als die erste, denn dabei handelt es sich um handfeste Krankheiten.

Dabei wird oft verschwiegen, daß der Unterschied zwischen den beiden Kategorien nur eine Frage der Zeit ist. Es ist logisch, daß ein Organ, das nicht richtig arbeitet, die anderen Organe belastet, und das kann weitreichende Auswirkungen haben.

Stellen Sie sich die Darmbeschwerden und -krankheiten einmal als einen ungesunden Baum vor, der vermutlich auf sumpfigem Gelände wächst. (Sumpf weckt alle möglichen Assoziationen mit übertriebenen oder unterdrückten Emotionen sowie mit einer ungesunden Umgebung, was in diesem Zusammenhang völlig zutreffend erscheint.) Wir können davon ausgehen, daß dieser Baum seine Wurzeln in unserer Vergangenheit und in einer Art von Erziehung hat, die unbeabsichtigt die ganzen üblichen Fehlvorstellungen über Gesundheit in sich trug. Diese Wurzeln reichen bis zum Säuglings- und Kleinkindalter zurück, wo man uns in aller Strenge dazu dressierte, aufs Töpfchen zu gehen, und so die Kinder gezwungen hat, die natürlichen Bedürfnisse zu unterdrücken. Dieser Baum entwickelte sich dann immer weiter durch Faktoren wie Fertignahrung, sitzende Lebensweise und ein gutes Maß an Streß, bedingt durch Umwelt, Emotionen und Finanzen – die Möglichkeiten sind von Person zu Person verschieden. Dann teilt sich der Stamm des Baums in mehrere Äste: einer davon sind die funktionalen Beschwerden wie die weitverbreiteten Verstopfungen und Verdauungsstörungen sowie Durchfall (der in die entgegengesetzte Richtung abzweigt), und in eine Vielzahl von sekundären Ästen wie Lebensmittelallergien (und andere Allergien, wie Asthma und Heuschnupfen), verschiedene Arten von Hautausschlägen, Nebenhöhlenbeschwerden und häufige Infektionen.

Im Pubertätsalter kann es außerdem zum Auftreten hormoneller Probleme kommen. Jedes Mädchen weiß, daß es in der prämenstruellen Phase häufig zu Störungen in der Darmfunktion kommt, die meist Verstopfung verursachen. Schwangerschaft und Verdauungsstörungen scheinen eng miteinander verbunden zu sein, und die Menopause bringt andere Komplikationen mit sich. Bei Männern kann die Ansammlung von Kotresten im Darm dazu führen, daß die Sexualfunktionen und schließlich die Prostatafunktion beeinträchtigt werden. Und bei beiden Geschlechtern fördert das Tragen von modisch enger Kleidung ein weiteres Übel, nämlich flache Atmung. Ferner spielen noch Faktoren eine Rolle wie unregelmäßige Mahlzeiten, gehetzte Lebensweise und die Einnahme bestimmter Drogen und Medikamente, zu denen Alkohol, Aspirin, die Pille, Beruhigungsmittel, Antazida, Antidepressiva, Eisentabletten, blutdrucksenkende Mittel, Straßendrogen, Kaffee, Schwarztee und nicht zuletzt Zigaretten gehören und die meistens entweder eine anregende oder eine unterdrückende Wirkung auf das Verdauungssystem ausüben. Offensichtlich hat alles, was auf regelmäßiger Basis getan oder eingenommen wird, sowohl konstante als auch progressive Auswirkungen.

Damit gelangen wir zu der Stufe, die gewöhnlich durch chronische Verstopfung und Verdauungsstörungen gekennzeichnet ist und auf der die Einnahme von Verdauungs- und Abführtabletten die einzige alltägliche Lösung zu sein scheint, um die Darm- und Verdauungsfunktionen zu regulieren.

Doch das ist falsch. Dies mag durchaus der Punkt sein, wo sich das Blätterwerk handfester Funktionsstörungen zu entfalten beginnt. John Northover erklärt uns, was zum Beispiel geschehen kann, wenn man regelmäßig Laxativa einnimmt. Im einführenden Kapitel zitierte ich in diesem Zusammenhang die Verkaufszahlen von 400–600 Millionen Dollar für die USA, während die Schätzungen für Großbritannien zwischen 20 und 50 Millionen Pfund schwanken. Denken Sie auch an ein Mittel wie Tagamet (gegen Verdauungsstörungen), das zu den Medikamenten mit den höchsten Rekordverkaufszahlen aller Zeiten gehören soll.

»Regelmäßiger Gebrauch von pharmakologischen Substanzen jeglicher Art sollte nach Möglichkeit vermieden werden … Reizende Laxativa wie solche, die Senna enthalten, können über einen längeren Zeitraum hinweg die Darmnerven verändern und dann in Wirklichkeit die Verstopfung verstärken. Eine deutlich erkennbare Anomalität, die man manchmal feststellen kann, besteht darin, daß sich die Färbung der Darmwand bei denjenigen ändert, die über viele Jahre Laxativa benutzt haben. Diese Art von Pigmentierung nennt man Melanose, und sie kann in gewisser Weise mit Hautschäden verglichen werden.«

Das entgegengesetzte Problem des Durchfalls kann durch Reizstoffe in der (früheren oder jetzigen) Ernährung oder durch Überreizung der Darmnerven (aus Ursachen, die entweder mit Emotionen oder dem Stoffwechsel zusammenhängen) verursacht werden. Durchfall reagiert gewöhnlich auf ähnliche Maßnahmen der Ernährungsumstellung und Streßkontrolle wie Verstopfung – die beiden bilden anscheinend die beiden Seiten ein und derselben Münze. Natürlich sind die spezifischen Einzelheiten bei solchen Therapien unterschiedlich.

Beschwerden wie die folgenden könnten als das gelten, was sich als Zwischenstufe zwischen Funktionsstörungen und Darmkrankheiten entwickeln kann:

1 Adhäsionen (Verwachsungen) als Folge von ›Ektomien‹ (Organentfernungen und -resektionen)
2 Überdehnung und ihr Gegenteil, Schrumpfung (inklusive Divertikel) sowie Brüche
3 Störungen bei der Mukusbildung
4 irritables Kolon (Reizdarm) und Kolitis (Dickdarmentzündung)
5 Jede Art von Beschwerden, welche die Darmnerven oder -funktionen beeinträchtigen, wie Rückenschmerzen, Prolapse (Vorfälle) und emotionell bedingte Eßstörungen wie Anorexie (Magersucht) oder Bulimie (Freßsucht)
6 Risse und Hämorrhoiden

7 Atonie (Erschlaffung, gewöhnlich altersbedingt)
8 Leber- und Gallenblasenstörungen
9 Parasiten und Candida
10 langfristige medikamentöse Behandlung von chronischer Verstopfung und Diarrhö
11 Süchte jeglicher Art
12 Nahrungsmittelallergien
13 Syndrome mangelhafter Nährstoffresorption (wie bei Anaemia perniciosa, Erkrankungen des Dünndarms usw.)

Jede einzelne oder all diese Beschwerden könnten genauso gut zur Gesundheit wie zur Krankheit führen. So wie es der folgende Spruch ausdrückt: »Das Geheimnis guter Gesundheit besteht darin, eine ernste Krankheit zu haben und sie zu heilen.« Damit ist gemeint, daß man dabei lernen kann, für sich selbst und seine Gesundheit zu sorgen. Folglich braucht es dann auch nicht zum ›Aufblühen‹ (des Baumes) zu kommen.

Krankheit – das letzte Stadium, aber nicht das Ende

Selbst ernsthafte Darmkrankheiten werden auf entschlossene und engagierte Behandlung ansprechen. Aber unter ›Behandlung‹ versteht man heute im allgemeinen entweder eine Operation oder irgendeine andere Form von schulmedizinischer Intervention, wie zum Beispiel der Einsatz von verschriebenen Medikamenten oder Chemotherapie.
Bevor man einen solchen Kurs einschlägt, ist es klüger, die vielfältigen alternativen Behandlungsmethoden, die heute zur Darmsanierung angeboten werden, in Erwägung zu zie-

hen. Manchmal können diese als wirkliche Alternativen eingesetzt werden, und manchmal als ergänzende Therapien zu denjenigen, welche durch die Krankheit und ihr Entwicklungsstadium notwendig geworden sind.

Im Krankheitsstadium sind ärztliche Beratung und Kontrolle angebracht, aber das sollte den Patienten nicht hindern, soviel wie möglich über seine Beschwerden zu erfahren, entweder durch Lektüre (vorzugsweise aber nicht nur die Literatur, die in Arztpraxen ausgehändigt wird, weil diese mit großer Wahrscheinlichkeit nur den orthodoxen Standpunkt vertritt) oder durch Kontakt zu Organisationen, welche die Interessen der von dieser Krankheit betroffenen Personen vertreten.

Da die letzte Entscheidung beim Patienten liegt, erscheint es weise, alle Optionen zu erwägen. Allerdings bietet die alternative Gesundheitsszene dem Durchschnittsbürger, der vor der diagnostischen Feststellung oft keine Ahnung von seiner Krankheit oder möglichen Heilmethoden hat, ein verwirrendes und ungewohntes Bild. Daher sollte man einen Ausgleich zwischen den verschiedenen Gesichtspunkten suchen, indem man einen Fachmann für alternative Medizin konsultiert, der sich zum Beispiel auch auf Gebieten wie Ernährung oder Naturheilkunde auskennt.

Wenn sie von einer Krankheit befallen werden, neigen viele Menschen dazu, sich bloß noch als Patient oder, was noch schlimmer ist, als statistische Größe zu betrachten: Sie blicken voller Angst auf die Sterblichkeitsraten, wägen ihre Überlebenschancen ab und geben dann oft genug auf. Selbst Krebs ist nicht unbedingt ein Todesurteil. Ich selbst habe einen alten Freund, der vor vielen Jahren Darmkrebs hatte; und so geht es den meisten Leuten, mit denen sie über dieses Thema sprechen. Trotzdem sollten die folgenden Erkrankungen nie auf die leichte Schulter genommen werden. Zu jeder erfolgreichen Therapie gehört es auch, nicht nur den erkrankten Körperteil zu behandeln, sondern den ganzen Organismus zu sanieren und vor allem das zu tun, was bei Darmkrankheiten äußerst sinnvoll ist, nämlich den Organismus zu reinigen. Wie könnte eine echte Behandlung auf andere Art beginnen?

Darmkrankheiten im Überblick

Hauptkrankheiten des Darms sind die folgenden:
1 Darmpolypen und gutartige Geschwülste
2 Divertikulitis
3 chronische Dickdarmentzündung (Colitis ulcerosa)
4 chronische Dünndarmentzündung (Morbus Crohn/Enterocolitis regionalis Crohn)
5 Dickdarm- und Mastdarmkrebs

Polypen und *gutartige Geschwülste* können im allgemeinen operativ entfernt werden. Je früher das geschieht, desto besser, denn sie können sich im Lauf der Zeit zu Krebs entwickeln.

Bei *Divertikulitis* handelt es sich um eine Krankheit, die durch die Entwicklung von kleinen Ausstülpungen in der Darmwand gekennzeichnet ist. Die Entstehung solcher Divertikel steht in direktem Zusammenhang mit dem erheblich erhöhten Druck, der zur Beförderung des verhärteten Stuhls benötigt wird, und sind damit das Ergebnis von Verstopfung. Wenn sich Kot in den Divertikeln sammelt, kann das Infektionen, Entzündungen und Unterleibsschmerzen, die gewöhnlich im linken Abdomen zu spüren sind, verursachen. Jan de Vries nennt diese Beschwerden linksseitige Blinddarmentzündung.

Chronische Dickdarmentzündung und *Dünndarmentzündung* (Morbus Crohn) sind beides entzündliche Erkrankungen, die Schmerzen, Durchfall und Gewichtsverlust verursachen. Man ist der Meinung, daß beide mit anomalen Immunreaktionen, die wahrscheinlich auf eine frühere Infektion zurückgehen, zusammenhängen. So wird zum Beispiel vermutet, daß eine abweichende Art des Masernvirus mit dem Auftreten des Morbus Crohn zu tun haben könnte.

Die Therapie für diese Art von Krankheiten muß daher darauf ausgerichtet sein, das Immunsystem zu stärken. Zu diesem Zweck sollte ein umfassendes Gesundheitsprogramm gestartet werden. Derartige Programme oder entsprechende Ratschläge für Darmbeschwerden und -krankheiten werden in den Kapiteln 4–6 angeboten.

Die letzte und am meisten gefürchtete Darmkrankheit ist natürlich *Krebs*, und die Tatsache, daß er den Dickdarm wesentlich häufiger befällt als alle anderen Teile des Verdauungssystems, legt den Schluß nahe, daß dies mit dem Kontakt zu den zerfallenden und ungesunden Exkrementen zusammenhängt. In diesem Zusammenhang ist die Feststellung interessant, daß Untersuchungen über die Lebensweise der Mormonen und primitiver Stämme, deren Kost hauptsächlich aus pflanzlichen Quellen stammt, darauf hindeuten, daß solche Menschen nicht nur vor Krebs, sondern auch vor den meisten Formen von Darmbeschwerden relativ geschützt sind. Daher scheinen Fleisch und tierische Fette, in Verbindung mit einem Mangel an Faserstoffen, die Schuldigen zu sein.

Symptome, die man beachten sollte

Hier folgt eine Liste von Symptomen, die niemals übersehen werden sollten:

1 chronische oder anhaltende Schmerzen und/oder Empfindlichkeit
2 chronische Verdauungsstörungen, Diarrhö, Verstopfung

3 abwechselnd Durchfall und Verstopfung
4 Anschwellen und Aufblähen des Bauchs
5 Stuhldrang, ohne entleeren zu können
6 blasse, deformierte Stühle
7 Blut im Stuhl, einschließlich verstecktem Blut, welches den Stuhl dunkel färben kann
8 unerklärlicher Gewichtsverlust

Weitere Erkrankungen des Verdauungssystems

Beschwerden wie zum Beispiel Zwerchfelldurchbruch, Magen- und Zwölffingerdarmgeschwür oder Einheimische Sprue (verursacht durch Unverträglichkeit des Weizeneiweißes Gluten) gehören eigentlich nicht zu den Themen dieses Buchs. Trotzdem können sich viele der hier vorgestellten therapeutischen Maßnahmen und Methoden auch bei derartigen Erkrankungen als hilfreich erweisen. Kolon-Hydrotherapie sollte bei Geschwüren oder Entzündungen aber nur dann angewandt werden, wenn sie speziell von einem Arzt verordnet wurde.

Es herrscht auch allgemein Übereinstimmung darüber, daß sich Kolon-Hydrotherapie ebenfalls nicht zur Krebsbehandlung eignet, und doch hat es Fälle gegeben, bei denen sie von allergrößtem Nutzen war, um den gegen den Krebs kämpfenden Organismus zu entgiften. Eines der größten Probleme für diejenigen, die diese Krankheit in den Griff zu bekommen versuchen – ein Problem, das führende Krebsexperten wie Dr. Max Gerson in seiner Tragweite erkannt haben –, besteht darin, daß Giftstoffe aus den Krebszellen in dem Maße in den Organismus gelangen, wie diese Zellen im Verlauf einer konstruktiven Therapie absterben. Diese Toxine müssen ausgeschieden werden, wenn der Patient gesund werden soll. Jedoch sollten solche Entscheidungen im Einzelfall nach umfassender medizinischer Beratung, am besten durch einen Fachmann, der auch in alternativen Methoden der Krebsbehandlung ausgebildet ist, getroffen werden.

Zusammenfassung

Jason Winters beschreibt in seinem Buch *In Search of the Perfect Cleanse* [›Auf der Suche nach der perfekten Reinigung‹ – Nevada, USA] den Dickdarm mit folgenden Worten: »Der Dickdarm ist dunkel, feucht und warm – die ideale Brutstätte für Keime und unfreundliche Bakterien. Es heißt, daß es ohne die Reinigung dieses Organs unmöglich ist, jemals vollkommene Gesundheit zu erlangen. Die Zeit ist reif, um die Wichtigkeit der Darmsanierung anzuerkennen, sie aus der Toilettensphäre herauszunehmen und ihr die verdiente Aufmerksamkeit zu schenken.«

4 Wege zum Wohlbefinden

Viele Patienten erleben dramatische Veränderungen nach der ersten Dickdarmreinigung: Je schlimmer der Zustand des Dickdarms, desto eindrucksvoller die Wirkungen. Die Augen werden klar, die Farbe und Beschaffenheit der Haut bessern sich, alle möglichen Beschwerden verschwinden, und ein allgemeines Gefühl des Wohlbefindens und der Leichtigkeit breitet sich aus. Aber dieser Zustand ist nicht von Dauer, wenn nicht mit vereinten Kräften versucht wird, den einmal erreichten Fortschritt zu bewahren.

Dazu sollte man wissen, was man in Zukunft zu lassen und was man zu tun hat. Es ist nicht mehr länger möglich, alle Gesundheitsprobleme irgendwelchen Fachleuten zu überlassen. Dies ist Ihr Körper, Ihr Haus für dieses Leben, und Sie haben zu lernen, wie man Großputz macht und es wohnlich und gesund erhält. Wer in seinem Haushalt jeden Tag oder jede Woche eifrig Kühlschränke und Vorratskammern säubert und dabei alles wegwirft, was nicht mehr in einwandfreiem Zustand ist, der sollte auch damit anfangen, seinen Körper in gleicher Weise zu betrachten. Und dort, wo sich über lange Jahre hinweg eine Menge Abfall angesammelt hatte, wie zum Beispiel im Dickdarm, sollte man ein Programm in Gang setzen, durch das die angehäuften Abfälle systematisch entfernt werden. Diese Reinigung sollte in kleinen Portionen erfolgen, damit die Ausscheidungskanäle nicht verstopft werden, und so lange dauern, bis ein echtes Gleichgewicht erreicht wird.

Sobald man diese Stufe einmal erreicht hat, sollte man sie

durch eine veränderte, lebensfreundlichere Lebensweise bewahren. Wohlbefinden sollte als Resultat fortlaufender Bemühungen verstanden werden, die so lange andauern, bis wir wirklich bereit sind weiterzugehen.

Schritte zur Genesung

Lassen Sie uns einmal annehmen, Ihr Wunsch nach Darmreinigung sei durch eine Behandlung mit Kolon-Hydrotherapie angeregt worden, oder falls diese Therapieform nichts für Sie ist, Sie seien bereit, mit Alternativen zu beginnen. Wie sieht das Programm aus?

Um gut zu funktionieren, braucht der Dickdarm:

1 genügend Wasser
2 einen guten Nerventonus
3 einen guten Muskeltonus
4 gute Durchblutung
5 die richtigen biochemischen Nährstoffe
6 die richtige Nahrungszufuhr

Das scheint alles selbstverständlich zu sein, doch das erfordert bei vielen Menschen Änderungen in der Lebensweise. Die Flüssigkeitsaufnahme muß überprüft werden, genauso wie die Zufuhr von Vitamin B, welches die Nerventätigkeit aufrechterhält. Ausreichende körperliche Bewegung ist erforderlich, um Muskeltonus und Durchblutung zu fördern. Und was die Überprüfung der richtigen Nährstoffe und der Nahrungszufuhr angeht, so könnte das zu radikalen Veränderungen in Ihrer Ernährung führen!

Das Wichtigste zuerst

Wenn Sie sich auf ein Gesundheitsprogramm einlassen, gibt es eine klare Reihenfolge bei den Prioritäten, die beim Dickdarm so aussieht:

1 Giftstoffe entfernen
2 den Säuregrad im Dickdarm erhöhen
3 nützliche Dickdarmflora unterstützen oder implantieren

Dies mag dem durchschnittlichen Leser, der wohl nicht weiß, wie und wo er anfangen soll, verwirrend vorkommen, aber es ist in Wirklichkeit sehr einfach, wenn man Schritt für Schritt vorgeht. Doch ist es vielleicht beruhigend zu wissen, daß jede positive Bemühung auf jeder Stufe, und sei sie auch noch so sporadisch und außerhalb der rechten Reihenfolge, letztlich für die Gesundheit des Dickdarms und damit für die Gesundheit insgesamt von Nutzen sein wird. Wenn also bestimmte Schritte zu einer bestimmten Zeit nicht in Frage kommen, ist das noch lange kein Grund, anderen Maßnahmen aus dem Weg zu gehen.

Selbstdiagnose

Am Ende von Kapitel 3 sind eine Reihe von Faktoren aufgelistet, welche zu Funktionsstörungen des Dickdarms beitragen. Zum Zweck der Selbstdiagnose seien sie an dieser Stelle noch einmal wiederholt:

– eine Kostform, die zu reich an tierischen und raffinierten Nahrungsmitteln und zu arm an Gemüse, Obst und anderen natürlichen Lebensmitteln ist;
– die regelmäßige Einnahme von bestimmten Medikamen-

ten, aus was für Gründen auch immer (zum Beispiel die Pille, Steroide, Antidepressiva, Abführmittel, Beruhigungstabletten, Antibiotika, selbst Aspirin bei regelmäßiger Einnahme oder die meisten Präparate zur Nahrungsergänzung);
- Drogen wie Alkohol und Zigaretten;
- eine allzu große Vorliebe für bestimmte Nahrungsmittel (einseitige Kost), die versteckte oder unerkannte Allergien verursachen kann;
- die Einnahme von ›Straßendrogen‹ und ›Sniffing‹ (von Lösungsmitteln);
- übermäßiges Essen und Trinken, das zu Erbrechen oder Durchfall führt;
- das Trinken von chloriertem oder fluoriertem Wasser;
- emotionaler Streß;
- die Unfähigkeit, seine Gefühle zum Ausdruck zu bringen;
- Brustatmung und Hyperventilation;
- beengende Kleidung;
- schlechte Körperhaltung und Rücken- oder Nervenverletzungen;
- versteckte Strahlung oder andere Formen von Umweltverschmutzung, besonders chemische Verschmutzung durch Zusatzstoffe (in Nahrungsmitteln) oder Haushalts- und Gartenprodukte sowie Luftverschmutzung (besonders in Großstädten).

Nachdem Sie herausgefunden haben, welche von diesen Faktoren in Ihrem besonderen Fall in Frage kommen, werden Sie klarer erkennen, welche Teile der folgenden Therapien und Maßnahmen Ihnen Besserung bringen könnten. Weiter hinten in diesem Kapitel folgen einige kurze Hinweise auf natürliche Methoden, mit denen man bekannte Darmbeschwerden und -erkrankungen in den Griff bekommen kann.

Ernährungsmaßnahmen

Eines der besten Mittel zur Besserung und Kontrolle von Darmfunktionsstörungen ist die Ernährung. Grundsätzlich bedeutet das, daß man bestimmte Arten von Nahrungsmitteln zu meiden und andere zu bevorzugen hat. Leider scheint das am Anfang zu bedeuten, daß Sie auf Ihre gewohnte und geliebte Kost verzichten müssen. Doch in Wirklichkeit heißt das, daß Sie diese so lange meiden, bis Sie gelernt haben, diese durch Lebensmittel zu ersetzen, die fast genauso schmecken wie Ihre bisherige Kost, aber auf andere Weise und mit anderen Zutaten zubereitet werden. Das könnte für Sie bedeuten, daß Sie ein paar Kochbücher brauchen, aus denen Sie lernen, wie man ›sichere‹ Lebensmittel auswählt und zubereitet, und daß Sie sich an ein paar Wochenenden Zeit nehmen, um solche Lebensmittel zu besorgen und sie für den späteren Verzehr zuzubereiten.

Warum organisch?

Bedeutet dies organische Lebensmittel (aus biologischem Anbau)? Im Idealfall ja, aber wir wissen alle, wie schwierig solche Lebensmittel manchmal zu finden sind und wie teuer sie sind. Diese Situation ändert sich mit der wachsenden Nachfrage für solche Lebensmittel. In der Zwischenzeit mag das gründliche Abwaschen von oberflächlichen Rückständen mit einer milden Desinfektionslösung (z.B. in einem Miltonbad) oder auch das gründliche Säubern mit einer Bürste aus Pflanzenfasern eine vertretbare Zwischenlösung sein. Versuchen Sie jedoch so bald wie möglich, den nächsten Naturkostladen oder andere Quellen für organische Lebensmittel herauszufinden. In vielen größeren Supermarktketten (in Großbritannien) finden sich inzwischen Regale mit Produkten aus organisch-biologischem Anbau. Denn wenn die Kunden danach verlangen, wird man ihre Wünsche schließlich erfüllen.

Produkte aus organischem Anbau sind nicht nur frei von landwirtschaftlichen Chemikalien, sondern zeichnen sich auch durch eine völlig andere Zusammensetzung aus. Sie werden auf gesundem Boden angebaut, und man achtet zunächst vor allem auf die Gesundheit des Bodens und erst in zweiter Linie auf die Gesundheit der Pflanzen. Daher nehmen solche Pflanzen das aus dem Boden auf, was sie von Natur aus brauchen. Bei Produkten, die unter Einsatz von Kunstdünger angebaut werden, kann der Boden gesund sein oder auch nicht, und er kann lebenswichtige Spurenelemente enthalten oder auch nicht. So mangelt es zum Beispiel den Böden in Europa weitgehend an Selen.

Da nicht organisch angebaute Pflanzen künstlich ernährt und zum Wachsen angeregt werden, läßt sich das Resultat mit Ödemen (Wassereinlagerungen) beim Menschen vergleichen und dem liegt wahrscheinlich ein Natrium-Kalium-Ungleichgewicht in den Geweben zugrunde. Dieses gestörte mineralische Gleichgewicht wird dann an den Verbraucher weitergegeben, der wahrscheinlich ohnedies schon eine Kost mit zuviel Kochsalz (Natriumchlorid) und zuwenig Kalium verzehrt, da die moderne westliche Ernährung eine Vorliebe für Salziges hat, wie zum Beispiel für Knabberzeug, Wurstwaren und andere präparierte Leckerbissen. Natürlich sehen solche Produkte aus konventionellem Anbau wunderschön aus: Sie sind prall gefüllt mit Wasser und schmecken saftig, während Produkte aus organischem Anbau etwas fasrig und zäh sein können. Aber diese schönen Dinge sind nicht natürlich und wahrscheinlich auch nicht gesund und heilsam.

Dies sind kurz gesagt die Gründe, warum organisch angebaute Produkte auf die Lebensmittelregale zurückkehren
sollten. Überzüchtete Lebensmittel sind ganz einfach weder
so lebendig noch so robust. Denn wenn wir Frischkost verzehren, nehmen wir nicht nur bestimmte materielle Substanzen, sondern auch Lebensenergie auf. Das ist die we-
sentliche elektromagnetische Komponente des Lebens, die
Energie, mit deren Hilfe sich die Zellen ordnen und vermehren. Fotografische Aufnahmen, welche die Ausstrah-
lung der Lebensenergie von Pflanzen sichtbar machen, zeigen eindeutig, daß diese bei organisch angebauten Pflanzen
wesentlich stärker ist.

Was sollen wir essen?

Die Auswahl von Lebensmitteln für eine gesunde Ernährung kann von Person zu Person in den Einzelheiten verschieden sein, aber im wesentlichen gelten die folgenden
Grundregeln für alle:

1. Essen Sie soviel Frischkost wie möglich, das heißt Früch-
    te und Gemüse. Wenn Sie Gemüse kochen, sollten Sie
    es möglichst schonend kochen und entweder dämpfen
    oder sautieren (in der Pfanne rühren). Verzehren Sie
    Obst und Gemüse der entsprechenden Jahreszeit, denn
    diese enthalten das, was der Körper zu dieser Zeit
    braucht. Je bunter Ihre Frischkost gefärbt ist, desto bes-
    ser, denn stark gefärbte Lebensmittel enthalten höhere
    Anteile an bestimmten essentiellen Vitalstoffen (wie z.B.
    ß-Karotin).
2. Trinken Sie sowenig Schwarztee und Kaffee wie mög-
    lich, und befreunden Sie sich mit dem Gedanken, all-

mählich ganz darauf zu verzichten. Denn einerseits machen sie nicht nur süchtig und beeinflussen so den ganzen Organismus, andererseits enthalten sie Substanzen, die sich nicht mit dem Dickdarm vertragen. Probieren Sie verschiedene Kräutertees aus, bis Sie diejenigen finden, die Ihnen schmecken. Besonders gut für die Gesundheit sind Kamille, Beinwell, Bancha (eine Art von japanischem grünem Tee), Lapacho oder Pau d'arco (ein Rindentee aus den Anden) und Pfefferminze.

3. Hören Sie auf, (chloriertes) Leitungswasser zu trinken, denn Chlor vernichtet die Acidophilus-Bakterien. Kohlensäurefreies Wasser ist besser als Sprudel, denn Kohlensäure beeinflußt das Säure-Basen-Gleichgewicht im Körper und erzeugt außerdem noch Gas. Machen Sie sich auch den Unterschied zwischen Mineralwasser und Quellwasser klar: Mineralwasser wird streng überwacht und kontrolliert, während das bei Quellwasser nicht der Fall ist.

   Vermeiden Sie es, zu den Mahlzeiten größere Mengen an Flüssigkeit zu trinken, und trinken Sie niemals gekühltes Wasser (Eiswasser) dazu, denn das verlangsamt die zur Verdauung erforderliche enzymatische Aktivität. Zu heiße Getränke sind ebenfalls nicht günstig, da die Verdauung am besten bei Körpertemperatur funktioniert.

4. Versuchen Sie, weniger Produkte aus Weizen und Kuhmilchprodukte zu verzehren: Dazu gehören Brot, Kuchen, Kekse, einige Arten von Teigwaren, leckere Snacks, sowie alle Arten von Milchprodukten, einschließlich Milch, Sahne, Frischkäse und kommerziell hergestelltem Joghurt (etwas Butter ist akzeptabel). Sie sollten die Zufuhr dieser beiden Arten von Nahrungsmitteln deshalb reduzieren, weil die westliche Ernäh-

rung im allgemeinen zu reich daran ist und die einseitige Bevorzugung eines Nahrungsmittels nicht nur zu einem Ungleichgewicht in der Ernährung, sondern auch zu Nahrungsmittelallergien führen kann. Außerdem fördern Weizen- und Milchprodukte die Übersäuerung (und die Schleimbildung).

Versuchen Sie, Weizenmehlprodukte durch Vollkornprodukte aus Hafer, Roggen und Reis zu ersetzen. Anstelle von Milchprodukten auf der Basis von Kuhmilch sollten Sie lieber solche aus Ziegen- oder Schafsmilch essen. Allerdings gibt es zwei Arten von Käse aus Kuhmilch, die verträglicher als die meisten anderen sind, nämlich Schweizer Käse (Emmentaler, Gruyère usw.) und Hüttenkäse.

5. Essen Sie weniger rotes Fleisch, und versuchen Sie, es durch Eiweiß pflanzlicher Herkunft, wie zum Beispiel aus Hülsenfrüchten oder Körnern, zu ersetzen. Naturreis ist ein wunderbares Lebensmittel mit einem für den Menschen vollkommen ausgewogenen Protein- und Kohlenhydratgehalt, und weil solche Reiskörner nicht poliert sind, enthalten sie auch Faserstoffe.

Essen Sie anstelle von Fleisch lieber Fisch (besonders aus der Tiefsee) und Geflügel oder Wild organischer Herkunft. Wild und Lamm sind zwei Eiweißquellen, die in Maßen verzehrt werden können, da diese Tiere ihre Nahrung aus der Natur erhalten und ihr Fleisch daher mit geringer Wahrscheinlichkeit Substanzen enthält, die das Immunsystem ablehnt.

Versuchen Sie auf jeden Fall Schweinefleisch völlig zu meiden. In vielen Gesellschaften wurde das mit einem Bann belegt, und dafür gibt es viele gute Gründe, denn es ist einfach kein reines Fleisch.

6. Verringern Sie die Fettzufuhr auf ein Minimum, beson-

ders bei Fetten tierischer Herkunft. Sie verstopfen den Organismus und geben außerdem noch die in den Fettzellen gespeicherten Giftstoffe ab. Benutzen Sie kaltgepreßtes Olivenöl, das nicht nur den Cholesterinspiegel reduziert, sondern auch die Dickdarmfunktion unterstützt.

7. Seien Sie vorsichtig beim Verzehr von Zitrusfrüchten, vor allem, wenn Sie zur Übersäuerung neigen oder Ihre Familie mit Rheuma behaftet ist.

8. Versuchen Sie zusätzlich zu süßer und salziger Kost auch etwas Bitteres und Saures auf Ihren Speisezettel zu setzen. Saurer oder bitterer Geschmack regt die Enzymproduktion an. Dazu gehört zum Beispiel auch Gallensaft, der ein wertvolles Hilfsmittel bei der Verdauung und Resorption darstellt.

Bekannte und versteckte Nahrungsmittelallergien

Nahrungsmittelallergien treten auf, wenn das Immunsystem auf ein bestimmtes, gewöhnlich häufig verzehrtes Nahrungsmittel so zu reagieren beginnt, als ob es sich um einen Fremd- oder Giftstoff handelte. Wiederholt sich diese Art von Fehlalarm, so kann das zur Erschöpfung des Immunsystems führen, dem dann die nötigen Reserven fehlen, um wirkliche Mikroben zu bekämpfen oder die Vermehrung von wild wuchernden Zellen, die eventuell kanzerogen werden, zu kontrollieren.

Diese allergische Reaktion, die sich in Form von Blähungen, Atembeschwerden, Wasseransammlungen, Wallungen, Herzklopfen, Kopfschmerzen oder Angstgefühlen bemerkbar machen kann, wird teilweise ausgelöst durch die langfristige, übermäßige Zufuhr einer bestimmten Substanz und dabei vor allem durch die Anwesenheit von Fremdstoffen in solchen Nahrungsmitteln, weil diese gewöhnlich künstlich gezüchtet, ausgewählt und angebaut wurden.

Die meisten Weizenarten, aus denen heutzutage Brot und andere Produkte hergestellt werden, wurden deshalb ausgewählt, weil sie ein Korn mit den von Müllern und Bäckern erwünschten Eigenschaften erzeugen, aber nicht, weil sie besonders robust und überlebensfähig sind. Dasselbe gilt für die Milchkühe, die aus ganz simplen wirtschaftlichen Gründen oft mit Fabrikfutter (das manchmal sogar aus Exkrementen und tierischen Abfällen stammt) gefüttert werden und zusätzlich regelmäßig Antibiotika und Hormonprodukte erhalten, um a) Infektionen, welche den Gewinn vermindern könnten, zu verhindern, und b) die Erzeugung von zartem Fleisch und mehr Milch zu fördern. Spuren von all diesen Stoffen erscheinen im Endprodukt und werden vom Immunsystem im Darm möglicherweise als Giftstoffe und unerwünschte Substanzen identifiziert. Leider gilt dasselbe auch für alle Arten von Geflügel (außer organisch gezüchtetem) und für Eier (von denen nur vier pro Woche verzehrt werden sollten).

Da es noch weitere ererbte Ursachen für Nahrungsmittelallergien gibt, empfiehlt es sich, vermutete oder versteckte Allergien testen zu lassen, besonders wenn sich schon irgendwo im Organismus allergische Reaktionen zeigen. Das geschieht heute am einfachsten durch einen Bluttest; dadurch vermeidet man das langwierige Testverfahren, bei dem ein verdächtiges Nahrungsmittel nach dem anderen eliminiert wird. Solche Tests lassen sich auch mit der kinesiologischen Methode (Muskeltest) oder mit der Wünschelrute durchführen.

Was Sie nicht essen sollten

Hier folgt eine Aufzählung derjenigen Nahrungsmittel, die aus verschiedenen Gründen am häufigsten auf der ›schwarzen Liste‹ stehen:

- Margarine (wegen der Chemikalien und der Hitze, die bei ihrer Fabrikation verwendet wird)
- tierische Fette
- denaturierte Öle und Fette, die nur gesättigte Fettsäuren enthalten
- Zucker, Süßigkeiten und Schokolade
- süße Getränke wie Limonaden oder Cola
- Weißmehl und Weißmehlerzeugnisse
- Schweine- und Rindfleisch
- denaturierte und raffinierte Nahrungsmittel, zum Beispiel haltbar gemachte Fleischwaren wie Dosenfleisch (z.B. Corned Beef)
- fermentierte Nahrung und Pickles (eingelegtes Gemüse usw.)
- Glutamat (Geschmacksverstärker)
- Bier und Alkoholika (trinken Sie nach Möglichkeit nur trockenen Wein von guter Qualität oder aus biologischem Anbau)
- Schwarztee und Kaffee
- zu viele nahrhafte Nüsse, wie zum Beispiel Paranüsse oder Macadamia-Nüsse sowie alle Arten von Erdnüssen.

In den neuesten Untersuchungen hat man negative Auswirkungen auf die Darmschleimhaut nachgewiesen, wenn man nur fünf Tage hintereinander täglich 100 g Erdnüsse ißt. Die Produktion von Darmwandzellen nahm während dieser Zeit um 20% zu. Andere Untersuchungen haben gezeigt, daß eine hohe Wachstumsrate bei der Zellteilung mit einem erhöhten Krebsrisiko in Verbindung steht.

Was Sie essen sollten

(besonders empfehlenswerte **Lebensmittel** sind fett gedruckt)

- **Obst und Gemüse** (der Jahreszeit) und frische Obst- und Gemüsesäfte:
  Äpfel und Trauben, **Zwiebeln, Knoblauch**, Topinambur, **gekeimte Samen und Bohnen** (wie z.B. Mungbohnen), **rote Rüben, Karotten**, Paprika, **Gurken**, **Kohl**, **Brunnenkresse**
- Bio-Joghurt aus Schafs- und Ziegenmilch
- **Molke und Molkeprodukte**
- Sauerkraut
- Miso und Misoprodukte (Fermentierungsprodukte aus Sojabohnen oder Getreide)
- Sauerteigbrote
- Apfelessig
- Müsli und andere Produkte aus Roggen
- biologisch angebauter **Hafer** und Haferprodukte
- Naturreis und Produkte aus Naturreis
- Gerste und **Hirse**
- Mandeln und Haselnüsse, **Pinien-** und Kürbiskerne
- **Algen**

Obst- und Gemüsesäfte

Frischgepreßte Säfte von Früchten und Gemüse aus biologischem Anbau zu trinken, gehört zu den besten Methoden, um die Gesundheit und das Gleichgewicht im Dickdarm wiederherzustellen. Die Investition in einen guten Entsafter wird sich in Dividenden für die Gesundheit auszahlen. Um den Organismus zu reinigen, sind die folgenden Säfte ganz besonders zu empfehlen: Karotten, Kohl (in kleinen Mengen), Sellerie, rote Rüben, Apfel und Petersilie.

Die gute Nachricht

Wenn sich 80% Ihrer Nahrungszufuhr in diesem vernünftigen Bereich bewegt, dann bleibt Ihnen als Spielraum für genußvolle und festliche Gelegenheiten eine Randzone von 20%. Ein gewisses Maß an Genuß kann der Gesundheit durchaus förderlich sein, weil es die Stimmung hebt.

Falsche Nahrung

Durch unseren Mund gehen eine Menge Dinge, die im Grunde keine Lebensmittel sind, wie Medikamente, Kaugummi (das die Verdauung erheblich stört), Schwarztee, Kaffee, Abführmittel und alle Arten von kalorienarmen und -freien Produkten (wie z.B. Limonadengetränke). Solche Produkte regen die Verdauungsvorgänge an, ohne den geringsten Nutzen für die Ernährung zu haben. Versuchen Sie diese falschen Nahrungsmittel aus Ihrer Kost zu streichen, wo immer das möglich ist, denn wenn Sie diese zu oft zu sich nehmen, führt das zu verstärktem Appetit und damit möglicherweise zu Überernährung. Da der Körper diesen Substanzen keinerlei Nährwert entnehmen kann, lindern sie den Hunger nicht, der nur durch nahrhafte Lebensmittel wirklich befriedigt werden kann.

Hinweise für ältere Menschen (mit Verdauungsproblemen)

Wenn man das Alter von vierzig Jahren erreicht, sind die Magensäfte und die anderen Verdauungssekrete nicht mehr so aktiv, und die Enzymproduktion hat ebenfalls abgenommen. Viele ältere Menschen können sich selbst dadurch helfen, daß sie unmittelbar vor den Mahlzeiten Enzyme (wie z.B. Ananas-Bromelin, Papayotin oder Betainhydrochlorid zur Unterstützung der Proteinverdauung) oral einnehmen. Bei bekannten Mangelerscheinungen kann man auch andere Enzympräparate mit spezifischeren Wirkungen zuführen. Enzyme sind keine Medikamente, können aber bei richtiger Auswahl fast Wunder bewirken. Bei höheren Dosierungen sollten Sie jedoch den Rat eines Spezialisten einholen, der Sie auch über weitere Therapieformen beraten kann. Verdauungsenzyme können auch zur Kontrolle von Blähungen und Gasbildung beitragen.

Lebensmittelkombinationen

Es gibt heute eine Menge Bücher, in denen man sowohl die Prinzipien der (richtigen) Lebensmittelkombinationen erklärt, als auch Rezepte zur praktischen Durchführung anbietet. Das Grundprinzip besteht darin, die Lebensmittel so auszuwählen, daß sie sich bei der Verdauung miteinander vertragen und dadurch die Belastungen des Verdauungssystems verringert werden. Ferner gehören dazu auch Informationen über das harmonische Verhältnis von säurebildenden und basenbildenden Nahrungsmitteln, einen Aspekt der gesunden Ernährung, der allzuoft übersehen wird. Viele der über Vierzigjährigen haben festgestellt, daß diese Methode sie in die Lage versetzt zu essen, was ihnen schmeckt, indem sie die richtigen Kombinationen auswählen. Auch das Gewicht läßt sich dadurch unter Kontrolle halten, da das Verdauungssystem besser funktioniert.

Echter Hunger

Ihre Verdauungsreaktionen wieder so zu schulen, daß sie echten Hunger anzeigen und nicht bloß Langeweile oder das Verlangen nach einem beruhigenden ›warmen Getränk‹ oder Schokolade, mag schwierig sein, aber es nützt Ihnen bei der Gewichtskontrolle. Untersuchen Sie Ihre Motive, warum Sie das essen möchten, was Sie sich gerade in den Mund schieben wollen. Brauchen Sie es wirklich? Oder ist es einfach nur ein Verlangen? Wenn Sie damit echte Probleme haben, dann sollten in Ihrer Nähe ein paar Snacks liegen, die Ihren verbesserten Gesundheitszustand unterstützen, aber nicht beeinträchtigen. Dazu gehören zum Beispiel Sellerie- und Karottenstückchen, Apfelschnitze oder Gurkenscheiben, ein paar Trockenfrüchte, Körner oder Nüsse.

Essen im Streß

Wer immer die Unsitte der Geschäftsessen erfunden hat, sollte gezwungen werden, seine Energien zur Wiederherstellung der Gesundheit von denjenigen, die dadurch Schaden genommen haben, einzusetzen. Da die Verdauung bei Streß aussetzt, sollten Sie alles vermeiden, was beim Essen störende Reize auslöst. Essen Sie auch nicht, wenn Sie wütend sind. Wenn sich eine solche Situation einmal nicht vermeiden läßt, so ist das der richtige Zeitpunkt, um zu verdauungsfördernden Enzympräparaten zu greifen.

Ergänzende Reinigungsmethoden

Wenn Sie eine Serie von Darmspülungen abgeschlossen haben, so haben sie im Grunde erst damit begonnen, Ihren Dickdarm zu reinigen. Manche Leute kommen erstaunlich schnell zu dem Schluß, daß sie die Fehler eines ganzen Lebens im Handumdrehen ungeschehen machen können. Rechnen Sie mit konzentrierten Anstrengungen von drei bis sechs Monaten, bis Sie eventuell echte Erfolge erzielen. In der Zwischenzeit sollten Sie Ihre Bemühungen auf eine Vielzahl von Miniprogrammen richten, um etwas für Ihre Gesundheit zu tun, das sich einfacher in Ihren Alltag integrieren läßt als eine umfassende Reinigungskur.

Vier-Tage-Reinigung

Dieses Programm eignet sich gut für ein verlängertes Wochenende, zum Beispiel eines jener langen Winterwochenenden, an dessen Ende es schön zu wissen ist, daß man etwas Positives und Nützliches für sich getan hat.

Strenggenommen ist ein drei- bis viertägiges Programm zu kurz, um ernsthaft mit der Dickdarmreinigung anzufangen, aber es läßt sich gut dafür einsetzen, das Verdauungssystem als Ganzes zu schonen und zu säubern. Bevor Sie damit anfangen, sollten Sie ein oder zwei Tage lang auf Ihre Ernährung achten: Reduzieren Sie dabei die Zufuhr von schwerverdaulichen Proteinen und Fetten, Schwarztee, Kaffee und Alkohol; und essen Sie möglichst reichlich Frischkost, Getreide und Hülsenfrüchte.

Vergewissern Sie sich, daß Sie nicht verstopft sind, bevor Sie mit dem Programm beginnen, indem Sie ein natürliches Abführmittel einnehmen, wie zum Beispiel ein oder zwei Teelöffel Leinsamen mit reichlich Wasser oder eine größere Portion (2–3 Eßlöffel) Haferkleie. Getrocknete Pflaumen können ebenfalls gut für Sie sein, ebenso wie ein Massebilder für den Darm, wie zum Beispiel ein oder zwei Teelöffel Flohsamen in einem großen Glas Wasser verrührt, dem sofort ein zweites Glas folgt. Reichliche Flüssigkeitszufuhr ist wichtig, damit Sie nicht noch verstopfter werden. Manche Leute ziehen vielleicht ein mildes pflanzliches Abführmittel vor.

Während Ihrer viertägigen Reinigungskur sollten Sie nur eine einzige Art von Obst essen. Wählen Sie dazu *nach Möglichkeit* frisches, reifes, einwandfreies, unbehandeltes Obst (der Saison) aus. Besonders gut geeignet für solche Obsttage sind Trauben, Äpfel, Erdbeeren, Kirschen, Melonen, Orangen, Pfirsiche oder Tomaten, in den Tropen auch Ananas, Mangos und Papayas. Kaufen Sie das Obst im voraus, damit Sie über einen Vorrat an reifen Früchten verfügen, und essen Sie davon, soviel Sie mögen. Trinken Sie reichlich Wasser oder milde Kräutertees, aber keine Fruchtsäfte. Stellen Sie auch die Zufuhr aller Vitaminpräparate während der Kur ein, denn Ihr Körper soll dabei ja ausscheiden und nicht aufnehmen.

Gehen Sie zeitig zu Bett, und machen Sie jeden Tag einen halbstündigen Spaziergang. Lassen Sie während dieser Zeit Ihre Probleme einmal ruhen. Das ist für später, wenn Sie fitter und besser dafür gerüstet sind. Kehren Sie langsam zu Ihrer gewohnten Kost zurück, und nehmen Sie sich ein oder zwei Tage Zeit für den Übergang. In dieser Zeit sollten Sie nur leichte Nahrung ohne tierische Produkte und soviel Frischkost wie möglich zu sich nehmen. Wiederholen Sie dieses Programm mehrmals im Jahr, und Sie werden sich allmählich wirklich besser fühlen.

Intensivere Formen der Darmreinigung

Die Sieben-Tage-Reinigung und andere

Wenn Sie sich auf eine wirkungsvolle Methode wie eine Sieben-Tage-Reinigung einlassen wollen, sollten Sie das unter der Leitung eines Fachmanns tun, denn solche Kuren führen oft zu heftigen Reinigungsreaktionen, bei denen sich bestimmte Symptome eine Zeitlang verschlimmern können. Bei Eßstörungen, Untergewicht oder ärztlich verordneten Diäten sollte man keine Reinigungsprogramme durchführen. Wer unter einer diagnostizierten Krankheit leidet, sollte fachlichen Rat einholen, bevor er eine solche Kur macht.

Intensive Darmreinigungsprogramme folgen denselben Grundprinzipien und unterscheiden sich kaum voneinander, obwohl die Produktbezeichnungen diese Ähnlichkeit vertuschen können. Zu solchen Kuren gehören im allgemeinen:

1 ein Massebilder und Gleitmittel für den Darm, wie zum Beispiel Flohsamen, Guar, Apfel- oder Zitruspektin, die alle wie eine Art von innerem Besen wirken;

2 ein giftstoffabsorbierendes Mittel, gewöhnlich Vulkanasche oder Heilerde (Tonarten wie Bentonit), die wie Löschpapier wirken;

3 ein ›probiotisches‹ (Gegenteil von antibiotisch) Präparat mit Acidophilus-Bakterien oder auch anderen Stämmen von Darmbakterien, um den Dickdarm nach der Reinigung neu zu besiedeln und alle Arten von nützlicher Darmflora, die verlorengegangen sein könnte, zu ersetzen;

4 pflanzliche Mittel, wie zum Beispiel Alfaalfa oder Weizengras, die durch Normalisierung des elektromagneti-

schen Gleichgewichts im Dickdarm zur Reinigung beitragen;

5 zusätzliche Hilfsmittel zur Unterstützung der Reinigung, wie zum Beispiel eine Hautbürste (siehe dazu Kapitel 3) oder Oliven- oder Rizinusöl zur äußerlichen Anwendung auf dem Bauch.

Es handelt sich hierbei wie bei den meisten ganzheitlichen oder ergänzenden Methoden zur Gesundheitspflege um eine vielseitige Therapie. Die Dosierungen werden im Verlauf der Reinigungskur erhöht, doch sind sie wie die Zuwachsraten von Person zu Person verschieden. Weil außer Kräuterpräparaten nur Flüssigkeit zugeführt wird, sollte man solche Kuren zu einem Zeitpunkt durchführen, wo man möglichst wenig Belastungen ausgesetzt ist.

Da Kuren dieser Art eine individuelle Angelegenheit sind, werden hier keine Dosierungsempfehlungen oder praktischen Anleitungen gegeben. Halten Sie sich dazu an die Richtlinien Ihres Reinigungsprogramms oder Ihres Therapeuten. Wenn Sie gedruckten Anweisungen folgen, sollten Sie sich darauf einstellen, diese an Ihre persönlichen Bedürfnisse anzupassen.

Das einzige, das Sie außer den obenerwähnten Zutaten noch brauchen, ist Willenskraft: Ihren festen Willen, eine Woche lang nur Flüssigkeiten zu sich zu nehmen. Manche Kolon-Hydrotherapeuten kombinieren eine Sieben-Tage-Reinigung gerne mit intensiver Kolon-Hydrotherapie, mit einer Darmspülung pro Tag. Andere empfehlen die Durchführung täglicher Kaffee-Einläufe, um zusätzlich auch die Ausscheidung von Giftstoffen aus der Leber zu fördern. Für diejenigen, die noch nie ein intensives Reinigungsprogramm durchgeführt haben, empfiehlt es sich, sich vorher ärztlich untersuchen zu lassen und die Kur unter Anleitung und Kontrolle eines qualifizierten Fachmanns durchzuführen. Selbstverständlich gibt es eifrige Verfechter dieser Art von regelmäßigen, intensiven Reinigungskuren (ein- oder zweimal jährlich), darunter auch den bereits erwähnten Jason Winters, der sich selbst von Krebs geheilt hat.

Die englische Firma Larkhall Green Farm (225 Putney Bridge Road, London SW15 2PY) bietet eine ausgezeichnete Dickdarm-Reinigungskur an, die Sie selbständig zu Hause durchführen können. Die Kurpackung besteht aus Faserstoffen, Kräutern, einer Hautbürste, Massageöl für den Bauch und ›probiotischen‹ Ergänzungspräparaten. Dazu gibt es noch eine ausgezeichnete Broschüre *Cleansing the Colon* [›Den Dickdarm reinigen‹]. Jede Gesundheits- oder Kolon-Hydrotherapie-Klinik in Großbritannien wird auf Wunsch ähnliche Programme durchführen. In den Vereinigten Staaten gibt es spezialisierte Dickdarmkliniken, unter denen die von Stanley Weinberger (Colon Health Center, POB 10013, Larkspur, CA 94939) am bekanntesten ist. Lesen Sie auch sein Buch *Healing Within* [›Innere Heilung‹]. Andere bekannte amerikanische Kolon-Zentren[1] sind diejenigen, die den Methoden von Bernard Jensen oder Norman Walker folgen (Kontakt über ihre Verlage).

Langsame Reinigung

Eine der modernsten Selbsthilfemethoden zur Dickdarmreinigung wurde von Robert Gray[2], einem bekannten amerikanischen Fachmann für Ernährung und Kräuter-

---

[1] Im deutschsprachigen Raum scheint es noch keine spezialisierten Kolon-Zentren oder -Kliniken zu geben (abgesehen von Kurheimen und -kliniken, die nach F.X. Mayr behandeln).

[2] Robert Grays *The Colon Health Handbook* ist auf Deutsch als *Das Darm-Heilungsbuch* in der gleichen Taschenbuchreihe wie dieses Buch erschienen.

kunde, entwickelt. Er hat den Versuch unternommen, die ganz konkreten Probleme zu lösen, die für viele Leute entstehen, wenn sie in ihrem geschäftigen Alltag Zeit für eine intensive Reinigungskur finden wollen. Sein Programm ist so gestaltet, daß es ohne irgendwelche Diätvorschriften in den Alltag integriert werden kann, und es braucht jeden Tag nur ein paar Minuten zu seiner Durchführung – die Zeit, die man benötigt, um täglich ein oder mehrmals ein Glas mit einer bestimmten Kräutermischung zu trinken.

Bei der Darmsanierung nach Gray erfolgt die Reinigung langsam über einen Zeitraum von bis zu drei Monaten. Dabei nimmt die Dosierung der Kräuterpräparate im Lauf der Reinigung zu. Wer dieses Programm durchführt, kontrolliert seine Fortschritte selbst und geht erst dann zur nächsten Stufe weiter, wenn er sich dazu bereit fühlt. Es handelt sich um ein ausgezeichnetes Programm, das einige Kollegen und ich selbst ausprobiert haben. Damit soll nicht der Eindruck erweckt werden, daß dieses Programm den bisher erwähnten anderen Therapieformen überlegen ist, sondern daß es sich gut für vielbeschäftigte Menschen eignet.

Funktionale Darmbeschwerden und Vorschläge zur Behandlung

Die oben vorgestellten therapeutischen Maßnahmen sollten auf lange Sicht mit dem Ziel durchgeführt werden, die normale Darmfunktion wiederherzustellen. In der Zwischenzeit können schleichende oder chronische Darmbeschwerden gelindert werden, indem man einige der folgenden Methoden ausprobiert:

Blähsucht (Gasbildung) und einfache Verdauungsstörungen

Schon ein Glas heißes Wasser kann helfen. Das gilt auch für Pfefferminze: Geben Sie fünf Tropfen Pfefferminzessenz in heißes Wasser, und trinken Sie es als Tee. Oder wenden Sie heißes Wasser äußerlich auf dem Magen an (in einer Wärmflasche, die Sie in ein Handtuch wickeln). Bei übersäuertem Magen (wenn die Säure bis zum Mund hochsteigt) ist frischgepreßter Kartoffelsaft zu empfehlen: Dazu reiben Sie die Kartoffeln zuerst, pressen dann den Saft aus und trinken ihn sofort.

Gase im Dickdarm lassen sich manchmal dadurch in Bewegung setzen, daß man sich auf den Boden legt und Beine, Hüften und Rumpf mit Hilfe der Arme oder an der nächsten Wand hochhebt. Versuchen Sie dabei mit den Beinen in der Luft zu kreisen. Bei Gasbildung hilft es auch, einen Stengel Petersilie zu kauen.

Nehmen Sie Nux vomica D6, wenn Ihre Verdauungsstörungen durch allzu üppiges Essen verursacht wurden; oft helfen auch Verdauungsenzyme.

Einfache Verstopfung

Verstopfung läßt sich mit einem einfachen Rezept beheben: **MSF – M**asse, **S**chmierung und **F**euchtigkeit. Reichern Sie Ihre Kost mit Faserstoffen an, und nehmen Sie dabei lieber Hafer- oder Reiskleie, denn durch Weizenkleie können unter anderem wertvolle Mineralstoffe aus dem Darm ausgeschwemmt werden. Trinken Sie mehr Wasser: Heißes Wasser geht direkt in den Dickdarm, und ein Glas heißes Wasser gleich nach dem Aufstehen kann sehr anregend auf einen trägen Darm wirken.

Benutzen Sie etwas Speiseöl, nach Möglichkeit Olivenöl für Salate und zum Kochen. Sie können auch Kapseln mit Nachtkerzen- oder Borretschöl einnehmen; die Tagesdosis sollte 500 mg betragen.

Auch wenn Sie gerade eine Schlankheitsdiät machen, sollten Sie trotzdem **MSF** in Ihren Plan aufnehmen. Hafer- oder Reiskleie ist nahezu kalorienfrei; trinken Sie sie mit ungesüßtem Traubensaft und nicht mit Milch. Oder nehmen Sie Flohsamen, der ebenfalls kalorienfrei ist, mit viel Wasser. Bessere Schmierung läßt sich mit Olivenöl und Zitronensaft (der stark gewichtsreduzierend wirkt) als Dressing für Ihren täglichen Salat erreichen. Fügen Sie etwas Knoblauch hinzu, denn dieser stärkt ebenfalls den Darmtonus.

Kohlgemüse (dem sie in den letzten fünf Minuten beim Kochen zur Geschmacksverbesserung einen Eßlöffel feingehackte Zwiebeln beigeben können) ist ein wunderbarer Massebilder im Darm, der außerdem noch reinigende und entschlackende Wirkungen hat. Essen Sie keine Nahrungsmittel, die den Darm ›verkleistern‹, wie zum Beispiel Eier, Käse, Süßigkeiten, Weißmehlprodukte, Rindfleisch, Kaffee, Salz, Salzgebäck, Gebratenes, Eisentabletten, Schokolade, Fertigsuppen (selbst ›Schlankheitssuppen‹), und vermeiden Sie Diuretika, Antazida und Antidepressiva (außer wenn sie ärztlich verordnet sind). Beachten Sie auch, daß Laxativa und Purgativa auf Dauer **verstopfend** wirken, weil der Darm schließlich dagegen resistent und noch träger wird.

Atonische Verstopfung

Da wir im Lauf unseres Lebens (oder bei einer fortschreitenden Erkrankung) immer stärker zu einer sitzenden Lebensweise neigen, besteht die Wahrscheinlichkeit, atonische Verstopfung zu entwickeln. Dabei ist der Darm so träge geworden, daß er nur mit Unterstützung funktioniert. Unter der Voraussetzung, daß keine gesundheitlichen Gründe gegen den Einsatz von Kolon-Hydrotherapie sprechen, können regelmäßige Darmspülungen äußerst hilfreich sein, denn dadurch werden Abfälle entfernt, die sonst die Heilungsvorgänge stören könnten. Natürlich bleibt die Anwendung der Kolon-Hydrotherapie unter solchen Umständen eine Angelegenheit, die zwischen der betreffenden Person und ihrem Arzt und Gesundheitsberater zu klären ist.

Hartnäckige oder episodisch auftretende Durchfälle

Diese Art von Durchfällen wechselt oft mit Verstopfung ab; sie kann durch die Einnahme bestimmter Medikamente wie Antibiotika oder Schmerzmittel ausgelöst worden sein. Möglicherweise zeigt der Darm eine Überreaktion auf das Absetzen eines Medikaments, bevor er sich beruhigt. Verzehren Sie eine ausgewogene, vollwertige und faserstoffreiche Kost, und probieren Sie verschiedene Arten von Faserstoffen, falls Ihnen eine bestimmte Art nicht bekommen sollte.

Meiden Sie Nahrungsmittel, die Ihr Verdauungssystem reizen, und lassen Sie einen Bluttest machen, wenn Verdacht auf Nahrungsmittelallergie besteht. Bei Krämpfen können Sie den folgenden beruhigenden Kräutertrunk probieren:

Mischen Sie 25 g Mädesüß mit 25 g echter Eibischwurzel, 15 g Hopfen und 15 g Kamille. Geben Sie diese Mischung in 1$^1/_2$ Liter kochendes Wasser, lassen Sie sie bei geschlossenem Deckel 15 Minuten köcheln und dann abkühlen, bevor Sie sie abseihen.

Nehmen Sie vor jeder Mahlzeit 3–4 Eßlöffel davon. Falls Streß der verursachende Faktor ist, lesen Sie bitte in Kapitel 6 nach.

Divertikulose und Divertikulitis

Die erste ist eine Funktionsstörung (siehe Kapitel 2), die zweite eine Krankheit, ein klassisches Anzeichen für die in diesem Kapitel beschriebene Progression der Darmbeschwerden. Divertikel sind kleine Schleimhautausstülpungen in der Dickdarmwand, die Kotreste aufnehmen und sich deshalb entzünden können (Divertikulitis). Da dies in direktem Zusammenhang mit Verstopfung und dem erhöhten Druck bei der Entleerung verhärteter Stühle zusammenhängt, bringt **MSF** wie bei Verstopfung Abhilfe.

Die Ergebnisse von Stuhluntersuchungen von Patienten mit Divertikeln sprechen dafür, daß Brot die Hauptursache ist. Es empfiehlt sich auch, auf Fleisch und Milchprodukte zu verzichten und täglich ein Glas Karottensaft zu trinken, denn dies fördert die Regeneration der Darmwand. Führen Sie sich reichlich Vitamin B-Komplex sowie ein Acidophilus-Präparat mit Wasser zwischen den Mahlzeiten zu. Zweimal täglich Ulmenrindenbrei macht den Stuhl ebenso gleitfähig wie Olivenöl im Essen.

Homöopathische Mittel können sich als hilfreich erweisen. Probieren Sie Nux vomica, wenn der Stuhldrang schwach ist; Silica, wenn der Stuhl schwer abgeht; und Sulfur, wenn

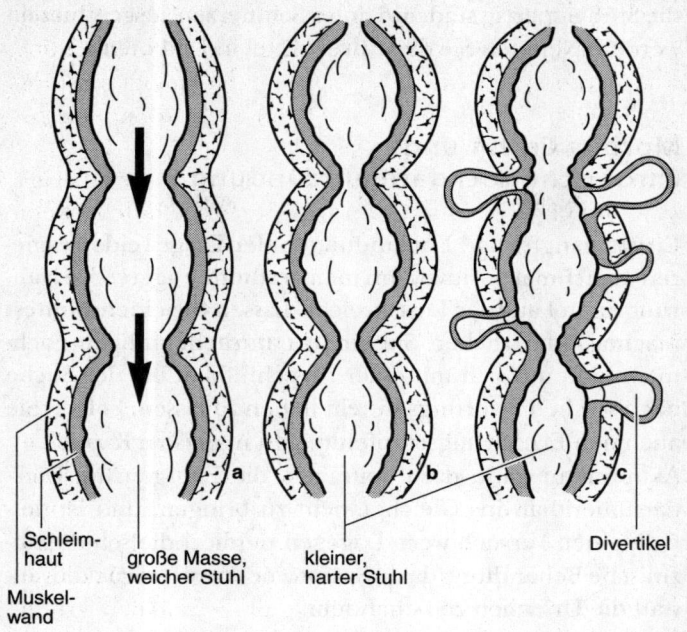

Schleim-
haut

große Masse,
weicher Stuhl

kleiner,
harter Stuhl

Divertikel

Muskel-
wand

Die Muskeln des Dickdarms arbeiten am besten bei einer faserstoffreichen Ernährung, haben es aber schwer, kleine Kotmengen
einer faserstoffarmen Kost weiterzuleiten. Der Druck auf die
Darmwände, der durch diese Belastung ausgeübt wird, kann Ausstülpungen (Divertikel) hervorrufen. Diese entwickeln sich dann
zu stagnierenden Brutstätten für Infektionen, die aus verfaulenden Nahrungsresten entstehen.

die Stühle sperrig sind und unter Schmerzen ausgeschieden werden. Nehmen Sie diese drei Mittel in D6-Potenz.

Morbus Crohn und chronische Dickdarmentzündung

Ernste, langfristige Entzündungen der Eingeweide reagieren manchmal positiv, wenn man bestimmte aggressive Nahrungsmittel aus der Kost streicht. Lassen Sie einen Bluttest machen oder suchen Sie einen naturheilkundigen Fachmann auf, um sich mit einer Ausschlußdiät bei der Suche nach solchen Nahrungsmitteln helfen zu lassen. Folgen Sie auch den Ernährungsempfehlungen in diesem Kapitel.
Akupunktur kann dazu beitragen, die Energien im Dickdarmmeridian ins Gleichgewicht zu bringen, und ist deshalb einen Versuch wert. Dagegen tendiert die schulmedizinische Behandlung dazu, Symptome zu unterdrücken, anstatt die Ursachen zu behandeln.

Dickdarm- und Mastdarmkrebs

Krebs ist eine Erkrankung des Immunsystems, das zu einem bestimmten Zeitpunkt in der Vergangenheit dabei versagt hat, bösartige Krebszellen, die von Zeit zu Zeit plötzlich bei der normalen Zellteilung auftauchen, zu erkennen. Keine konventionelle Behandlungsmethode läßt sich dagegen einsetzen, und das einzige, was man tun kann, ist die Stärkung der Allgemeingesundheit und der Widerstandsfähigkeit. Nehmen Sie täglich 6–12 Gläser frischen, reinen Gemüsesaft (vor allem Karottensaft) zu sich, und trinken Sie den Saft unmittelbar nach der Zubereitung. Werden Sie Vegetarier, und überlegen Sie (unter fachmännischer Anleitung) sehr genau, bevor Sie zulassen, daß Ihrem Organismus in Form von Chemotherapie noch mehr Giftstoffe zugeführt werden. Lesen Sie Bücher über alternative Krebstherapien (wie Dr. Gersons *Eine Krebstherapie – Berichte über 50 geheilte Fälle),* und denken Sie nach. Beschäftigen Sie sich auch mit anderen Pionieren und ihren natürlichen Heilverfahren.

Versuchen Sie nicht, irgendwelche Ausscheidungsvorgänge zu beschleunigen: Die Giftstoffe, welche die Krankheit verursachen und durch sie erzeugt werden, müssen in kontrollierter Weise ausgeschieden werden. Akzeptieren Sie nicht einfach Ihr Schicksal oder all das, was Ihnen andere Menschen einreden, sondern forschen Sie nach allen möglichen Optionen.

Magen- und Zwölffingerdarmgeschwüre, Leistenbrüche, chronische Dünndarmentzündungen (z.B. Ileitis) und durch mangelhafte Resorption verursachte Beschwerden wie Blutarmut (Anaemia perniciosa) und Einheimische Sprue (Zöliakie), die allesamt die Verdauungsfunktion beeinflussen, gehören nicht wirklich in den Rahmen dieses Buchs. Im Buchhandel findet sich über diese Beschwerden genügend Literatur, von der ein Teil in der Leseliste am Ende dieses Buchs erscheint.

5 Candida und Parasiten: Ursachen und Behandlung

Während man Candida früher vielleicht für einen lateinischen Mädchennamen gehalten hätte, handelt es sich in Wirklichkeit um eine Erkrankung, die heute in aller Munde ist. Und doch weiß man trotz dieses großen Bekanntheitsgrades sehr wenig darüber. In Wirklichkeit handelt es sich um Erreger von zunehmend verbreiteten Beschwerden wie Soor (Pilzbelag), der im Mund, in der Scheide, unter den Nägeln, zwischen den Fingern und an verschwitzten Körperzonen auftreten kann. Aber ihr Hauptsitz befindet sich im Dickdarm – das Auftreten an anderen Stellen wird durch eine Invasion vom Dickdarm aus verursacht und hängt mit einem Ungleichgewicht in den befallenen sekundären Organen zusammen.

Candida albicans gehört zur Familie der Pilze: Das sind Pflanzen, die nicht in der Lage sind, ihre Nahrung selbst herzustellen, weil sie kein Chlorophyll bzw. keine Grünfärbung besitzen. Es handelt sich deshalb um einen Parasiten, einen schmarotzenden Organismus, der sich von seinem Wirt ernährt. Candida albicans gehört zu den 400 verschiedenen Arten von Mikroorganismen, die man im menschlichen Darm entdeckt hat.

Was Candida-Pilze so gefährlich für die Gesundheit des Dickdarms macht, ist die Tatsache, daß es sich um einen dimorphen (zweigestaltigen) Organismus handelt. In einzelliger Form gilt er als eine Art von Hefe, aber es gibt auch eine Pilzform, die Zweige und Wurzeln entwickeln kann.

Wie jedes System von Pflanzenwurzeln können diese Wurzeln sehr invasiv werden und scheinbar unüberwindliche Schranken durchbrechen. Leider ist Candida albicans in der Lage, die Dickdarmwände zu durchdringen, und das kann zu einer ernsten Gefahr für die Gesundheit werden. Denn bei voller Gesundheit bilden die Darmwände eine Sperre, die den verfaulenden und unerwünschten Darminhalt vom allgemeinen Blutkreislauf fernhält. Eine derartige semipermeable Sperre sollte nichts Unerwünschtes, sondern nur lebenserhaltende Nährstoffe durchlassen.

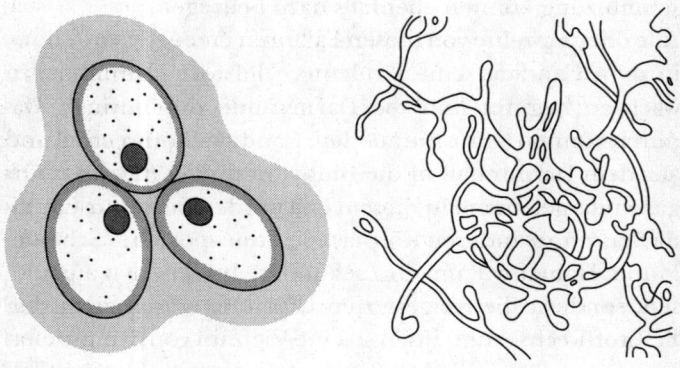

Links: Einfache Candida-Zellen.
Rechts: Aggressive Candida-Zellen mit Wurzelbildung. Diese Wurzeln können die Darmwände durchdringen.

Bei normaler Gesundheit wird Candida von den anderen konkurrierenden Mikroorganismen unter Kontrolle gehalten und so daran gehindert, wild zu wuchern. Aber die moderne Fast-food-Ernährung und die ungesunde, sitzende Lebensweise fördern die für Candida-Pilze günstigen Lebensbedingungen und bedrohen jene, die von Schutzorganismen wie Laktobakterien bevorzugt werden. Zu den weiteren Faktoren, welche das unkontrollierte Wachstum von Candida albicans begünstigen, gehören Antibiotika (welche die guten, kontrollierenden Bakterien wie Acidophilus ebenso ausradieren wie die schlechten, gegen die man sie verschrieben hatte, aber Pilze überhaupt nicht angreifen), die Pille (die ein für Candida günstiges hormonelles Milieu schafft), Kortikosteroide (Cortison-Derivate) wie die für Arthritis und manche Hautkrankheiten verschriebenen, sowie bestimmte Chemikalien, die in Nahrungsmitteln und Haushaltspräparaten benutzt werden. Luft- und Chemieverschmutzung können ebenfalls dazu beitragen.

Alle oder einzelne von diesen Faktoren erzeugen ein Klima, in dem Candida seine virulentere Pilzform annimmt, zu wachsen beginnt und die Darmwände durchdringt. Dadurch können Giftstoffe aus dem Candida-Stoffwechsel und aus dem Darminhalt in die Blutbahn und den ganzen Organismus gelangen. In diesem Fall werden nicht nur Candida-Sporen zu anderen Körperteilen transportiert (Scheide, Mund, Haut usw.), um dort sekundäre Infektionen auszulösen, sondern die freigesetzten Giftstoffe stören auch den Zellstoffwechsel und lösen so eine Vielzahl von Symptomen aus. Diese verwirrenden Symptome stehen offensichtlich überhaupt nicht mit dem Dickdarm und seiner Gesundheit in Verbindung, so daß ihre Behandlung die wahre Ursache der Beschwerden gewöhnlich total ignoriert und deshalb auf lange Sicht sowohl unzulänglich als auch ineffektiv ist. Heilung kann nur dann erreicht werden, wenn die wahre Ursache des Leidens erkannt und behandelt wird.

Deshalb können Patienten mit Soor über lange Zeit Antimykotika (Pilzmittel) wie Nystatin oder stärkere Varianten wie Ketoconazol oder Fluconazol (die unter verschiedenen Produktbezeichnungen auf dem Markt sind) einnehmen, und obwohl während dieser Zeit eine gewisse Besserung eintritt, hören die Beschwerden niemals ganz auf und lassen sich im allgemeinen immer weniger gut behandeln.

Ferner kommt es zu Abwehrreaktionen des Immunsystems, weil ein Teil der durch die Darmwand diffundierenden Substanzen aus nur teilweise verdauten Proteinen besteht, die das Immunsystem als Fremdkörper betrachtet. Das kann langfristig zur Erschöpfung des Immunsystems führen: Erstens, weil es die Pilze zu bekämpfen und ihre Zahl gering zu halten hat; zweitens, weil es auf die Toxine reagieren muß; und drittens auch fremde Invasoren zu bekämpfen hat.

Kein Wunder, daß zu den zahlreichen Symptomen, die mit Candida-Mykose in Verbindung gebracht werden, vor allem Müdigkeit, Lethargie und Anfälligkeit für kleinere Infektionen gehören. Kein Wunder, daß man gesagt hat, systemische und unbehandelte Kandidose (die offizielle Bezeichnung der Erkrankung, die durch Candida-Infektion verursacht wird) habe eine 100% ige Sterblichkeitsrate. Kein Wunder, daß nahezu alle ernsten Krankheiten von Krebs bis AIDS in ihrem Endstadium durch Mykosen kompliziert werden. Aber die ernüchternde Feststellung ist dabei nicht, daß solche Krankheiten mit Candida-Mykose enden, sondern daß sie vielmehr, zumindest teilweise, durch Candida-Pilzinfektionen und das dadurch ausgelöste Chaos im Immunsystem verursacht sein können. Die meisten Neuromyasthenie-Patienten leiden ebenfalls unter Kandidose.

Die Gefahr erkennen

Da Mykosen angeblich schwierig zu diagnostizieren sind, kommt eine Diagnose oft nur als Ergebnis einer erfolgreichen Behandlung zustande. Das heißt, wenn die Beschwerden sich aufgrund der Behandlung bessern, ist es wahrscheinlich, daß Candida-Pilze die zugrundeliegende Ursache waren. Wenn also der Verdacht auf Mykose besteht, empfiehlt sich eher der Versuch mit einer Behandlung als das Warten auf eine positive Diagnose, da die Behandlung keinerlei Schaden anrichtet, unabhängig davon, ob Candida die Ursache ist oder nicht.

Ein Blick auf die folgende Liste von Symptomen, die alle mit unkontrolliertem Candida-Wachstum in Zusammenhang stehen, macht diese Schwierigkeit deutlich. Die Liste stammt aus dem ausgezeichneten Buch von Stanley Weinberger über Dickdarmgesundheit *Healing Within*. Es handelt sich um die Symptome, die ihm bei seiner Arbeit in der Klinik, einer der wenigen Einrichtungen, wo die Gefährdung der Gesundheit durch Candida albicans und andere Parasiten ernst genommen wird, begegnet sind:

– *Störungen des Zentralnervensystems*:
  Depression, Ängste, irrationale Reizbarkeit, Lethargie, Müdigkeit, Erregtheit, Konzentrationsschwäche, Gedächtnisverlust und Kopfschmerzen (einschließlich Migräne)
– *Innere Beschwerden*:
  Aufgeblähtheit, Durchfall, Verstopfung, Sodbrennen, Gastritis, Verdauungsstörungen und Kolitis
– *Allergische Symptome*:
  starke Allergien gegen bestimmte Chemikalien und Nahrungsmittel, Asthma, Akne, Nesselausschläge, Sinusitis,

Heuschnupfen, Hautausschläge, Ohrenschmerzen und möglicherweise Schuppenflechte

Fügen Sie dieser Liste noch die folgenden Beschwerden hinzu (ebenfalls aus dem Buch von Weinberger), die aus einer Sammlung von Selbstdiagnose-Anleitungen für diejenigen stammen, die bei sich eine Candida-Mykose vermuten: Jucken an After und Scheide, Scheidenausfluß (gewöhnlich weißlich), brennende und tränende Augen, Nasenzucken, Triefnase, Muskelschwäche, Gefühllosigkeit, Brennen oder Kribbeln auf der Haut, sich abgehoben oder unwirklich fühlen, Muskelschmerzen, Gelenkschmerzen, Engegefühl in den Lungen (manchmal mit weißlichem Auswurf), Ausschläge, Gasbildung, trockener Mund, Brennen beim Wasserlassen, häufiger Harndrang, nachlassende Sehkraft, wiederholte Infektionen oder Flüssigkeit in den Ohren, Prostataentzündung, Impotenz, Verlust des Sexualtriebs ... Ist es da noch ein Wunder, daß die Ärzte da von Humbug-Diagnose sprechen? Trotz schulmedizinischer Skepsis gibt es genügend Beweise dafür, daß Mykosen sich immer weiter ausbreiten. An guten Tagen fühlen sich die Patienten gut: genau so, wie sie sich immer fühlen sollten. An solchen Tagen scheint das Immunsystem aus diesem oder jenem Grund besser in der Lage zu sein, den Pilz zu kontrollieren. An anderer Stelle wurde bereits erklärt, von welch großer Bedeutung das Immunsystem für die Gesundheit ist.

Offensichtlich muß man etwas unternehmen, um das unkontrollierte Candida-Wachstum unter Kontrolle zu bringen, bevor ein Teufelskreis entsteht, durch den Vitamin- und Mineralstoffmangel (der durch den übermäßigen Bedarf der Candida-Organismen für ihr eigenes Wachstum verursacht wird) zu Enzymmangel führt (Enzyme werden aus Vitaminen gebildet). Dadurch wird das Immunsystem

weiter geschwächt, denn Enzyme bilden seine erste Verteidigungslinie.

Behandlungsmethoden

Ernährung

Abgesehen von den ärztlichen Verordnungen von Candida-
Mitteln wie Nystatin – sie sind einen Versuch wert, solange
auch andere Maßnahmen zur Steigerung der Widerstands-
kraft eingesetzt werden –, hat man andere Behandlungsmethoden selbst durchzuführen und zu sehen, ob sie zu einer
Besserung der Beschwerden führen. Wenn der Arzt nichts
verschreiben will, weil Ihre Symptome zu vage sind, sollten
Sie gegen Candida vielleicht die unschädliche Kaprylsäure
probieren, die aus Kokosnuß gewonnen wird, und sie nach
den Anweisungen auf der Flasche mindestens einen Monat
lang einnehmen. Wenn gleichzeitig eine vaginale Mykose
vorliegt, sollten Sie diese mit Teebaumöl-Pessaren behandeln, die gewöhnlich über denselben Zeitraum über Nacht
vaginal eingeführt werden.

Weitere Maßnahmen betreffen die Ernährung. Da sich Candida-Pilze vor allem von Zuckern und Kohlenhydraten er-
nähren, sollten Sie zuerst alle Nahrungsmittel streichen, die
Zucker enthalten, wie zum Beispiel Honig, Konfitüre, Eis-
creme, Fertigdesserts, Schokolade, Gebäck, Kuchen, Kekse,
Konfekt, Mayonnaise, Ketchup, süßes Obst, Trockenfrüchte
und Kompott. Dazu gehören natürlich auch alle zuckerhaltigen Getränke wie Limonaden, Cola, Fruchtsäfte, und Alkoholika wie Liköre, süße Weine und Bier. Dieses Verbot gilt
sogar für künstliche Süßungsmittel, von denen man annimmt, daß sie Candida verschlimmern. Deshalb ist das der

rechte Zeitpunkt, um sich von diesen Chemikalien zu trennen, denn das sind sie in Wirklichkeit und nicht Nahrungsmittel.

Während einer Antipilz-Behandlung müssen Kohlenhydrate gemieden oder stark eingeschränkt werden, vor allem Weißmehlprodukte, helle Brotsorten, Brötchen, Toast und Teigwaren.

Eine andere Gruppe von Nahrungsmitteln, auf die Candida-Patienten empfindlich reagieren, sind haltbar gemachte Fleischwaren: das heißt alle Arten von Fleisch und Fisch, die gebeizt, getrocknet oder geräuchert wurden, wie zum Beispiel Frühstücksfleisch, Würste, Corned beef, Salami, Hamburger sowie alle Arten von Schweinefleisch, sollten über einen Zeitraum von mindestens einem Monat (oder noch besser für immer) gemieden werden.

Bei den Getränken gilt, daß zusätzlich zu den obenerwähnten alle kohlensäurehaltigen Getränke einschließlich der kalorienarmen Produkte zu meiden sind. Auch auf alle Arten von koffeinhaltigen Getränken (Schwarztee, Kaffee, Kakao) sollte man lieber verzichten. Ferner ist es am besten, alkoholische Getränke zu streichen, da Alkohol dem Zucker und seinen Wirkungen sehr ähnlich ist.

Falls Ihnen dies alles völlig inakzeptabel und undurchführbar erscheint, sollten Sie einmal an all die Lebensmittel denken, die Sie verzehren dürfen: Fleisch von Lamm, Geflügel, Wild und Rind (versuchen Sie Fleisch aus biologischer Viehzucht zu bekommen, denn es enthält keine Chemikalien, Antibiotika oder Hormone), Fisch, Eier, sämtliche Gemüsesorten, frische Kräuter, Zitronen, Grapefruits und saure Äpfel, Fette, Öle und Butter, Joghurt, saure Milchprodukte und fermentierte Käsesorten (z.B. Emmentaler).

Was Samen, Nüsse, Hülsenfrüchte und Getreide angeht, können Sie außer Naturreis und ganzen Körnern Mandeln,

Sonnenblumen- und Kürbiskerne essen, die gut mit Getreide schmecken. Beim Getreide haben Sie vorzugsweise die Wahl zwischen Mais, Buchweizen, Hirse und Reis, denn ihr Glutengehalt ist niedriger als bei anderen Getreidearten. Gluten (Getreideeiweiß) soll in vielen Fällen das Candida-Wachstum begünstigen. Achten Sie bei Getreidegerichten darauf, daß sie ungesüßt bleiben, und halten Sie den Kohlenhydratgehalt Ihrer Nahrung insgesamt niedrig. Das gilt auch für Kartoffeln, die Sie in Maßen essen dürfen. Während dieser Zeit ist es fast unerläßlich, eine proteinreiche Kost zu verzehren, zu der Sie viel Salat und grünes Gemüse essen sollten.

Bei Olivenöl, Gewürzen und Kräutern gibt es ebenso wie bei Knoblauch und Zwiebeln keine Einschränkungen. Knoblauch wirkt ausgezeichnet gegen Pilze und kann in Form von Kapseln eingenommen werden, wenn Sie ihn im Essen nicht mögen. Zitronen sind die einzigen Früchte, die während dieser Zeit zulässig sind.

Konservennahrung ist nicht günstig, aber bestimmte Notvorräte wie Thunfisch, Sardinen und Wassernüsse können von Zeit zu Zeit verzehrt werden. Ein paar Tomaten aus der Dose und Tomatenmark sind akzeptabel.

Vollkornmehl und die daraus hergestellten Produkte wie Brot, Nudeln und Gebäck scheinen für einige Patienten verträglich zu sein, da die dabei benötigte Hefe erhitzt und dadurch abgetötet wurde. Grundsätzlich empfiehlt sich jedoch eine Beschränkung auf Knäckebrot, da viele Mykose-Patienten allergisch auf Weizen und Hefe reagieren, unabhängig davon, ob die Produkte erhitzt wurden oder nicht.

Kräutertees können Sie ebenso wie Löwenzahnkaffee trinken. Wegen seiner starken pilztötenden Wirkung gilt (der südamerikanische Rindentee) Lapacho (pau d'arco) als einer der besten Tees. Lapacho kann auch in Form von Kap-

seln eingenommen werden und hat sich als äußerst hilfreich
erwiesen.

Darmreinigung

Während der vier Wochen mit dieser Art von Diät ist es eine
Überlegung wert, ob Sie nicht eine Kolon-Hydrotherapie-
Behandlung durchführen sollten, bei welcher der Therapeut Implantate zur Harmonisierung der Darmflora zuführen kann. Durch die Reinigungsvorgänge können die Candida-Pilze anfänglich aktiviert werden, doch in Verbindung
mit einer sorgfältig kontrollierten Ernährung und der regelmäßigen oralen Einnahme von Antimykotika werden die
Reinigungswirkungen Ihre Bemühungen unterstützen.
Eine Darmspülung oder höchstens zwei pro Woche ist die
Regel; was darüber hinausgeht, sollte von einem auf Mykosen spezialisierten Heilpraktiker verordnet werden.

Die Herxheimer-Reaktion

Dieses Phänomen kann vorübergehend unangenehme
Symptome hervorrufen, die allesamt den Reaktionen auf
toxische Substanzen gleichen. In Wirklichkeit ist dies ein gutes Zeichen, denn es bedeutet, daß große Mengen von Candida-Zellen absterben, doch gelangen dabei leider ihre Giftstoffe in die Blutbahn. Zu den dabei auftretenden Symptomen gehören viele, die Sie an schlechten Tagen mit der
Candida-Infektion in Verbindung bringen mußten, wie zum
Beispiel Juckreiz, Kopfweh, Übelkeit, Muskelschmerzen
und grippeähnliche Beschwerden.
An solchen Tagen sollten Sie ausruhen und viel Wasser trin-

ken, um die Giftstoffe auszuschwemmen. Wenn die Beschwerden zu stark werden, stellen Sie für einen oder zwei Tage die Einnahme von Pilzmitteln ein und warten ab, bis die Symptome sich beruhigt haben. Derartige Reaktionen machen es für Sie wichtig, Kontakt mit Ihrem Arzt oder Heilpraktiker aufzunehmen, damit Ihre Fortschritte überwacht werden können. Es mag sein, daß Sie die Mykose allein erleiden mußten, aber die Behandlung brauchen Sie nicht ohne fachmännische Überwachung durchzustehen.

Wenn diese Behandlung Ihnen geholfen hat, aber die Symptome wiederkehren, nachdem der Monat vorbei ist, braucht die Heilung mehr Zeit. Achten Sie genau auf negative Reaktionen, wenn Sie bestimmte Nahrungsmittel wieder in Ihre Kost aufnehmen. Das könnte bedeuten, daß Sie manche davon in der nächsten Zeit aus Ihrer Ernährung verbannen müssen.

›Probiotika‹ zur Unterstützung der Darmgesundheit

Wer unter Candida-Pilzen gelitten und sie zu kontrollieren gelernt hat, lernt dabei auch, ein gesünderes Leben zu führen und vermeidet deshalb gewöhnlich Nahrungsmittel, die künstlich verpackt, verarbeitet, in Dosen konserviert, gefärbt oder gewürzt wurden, denn sie alle enthalten Zusatzstoffe, auf denen Candida gedeiht. Sogar Bestandteile aus der Verpackung können in die Nahrungsmittel gelangen und chemische Reaktionen mit ihren Inhaltsstoffen auslösen. Zusätzlich zu diesen Warnungen sollten Sie gründlich nachdenken, bevor Sie sich mit Medikamenten oder Antibiotika behandeln lassen, denn dabei handelt es sich nicht nur um ›falsche Nahrung‹ – selbst etwas so ›Harmloses‹ wie

Aspirin nährt und unterstützt den Organismus nicht, sondern ist ein Eindringling –, sondern wahrscheinlich werden sie auch ebensoviel Schaden wie Nutzen bewirken.

Die neuen Antibiotika sind die ›Probiotika‹: Das bedeutet, daß sie *für* das Leben und nicht dagegen sind. Zu diesem bemerkenswerten, neuen therapeutischen Arsenal gehören Substanzen, die der Durchschnittsbürger nie für wirksame Mittel gegen Krankheiten halten würde: wie zum Beispiel Nahrungsmittel selbst und dabei vor allem solche Präparate, bei denen bestimmte Elemente extrahiert oder konzentriert wurden, um so stärkere Heilwirkungen erzielen zu können.

Dazu gehören unter anderem Aminosäuren, die Grundbausteine des Körpers. Aus natürlichen Nahrungsmitteln – in diesem Fall aus Proteinen – gewonnene, ausgewählte Aminosäuren können dazu beitragen, daß Sie nachts besser schlafen, morgens frischer aufwachen, vor Erschöpfung geschützt und für Höchstleistungen gerüstet sind ...Und doch handelt es sich dabei um richtige Nahrungsmittel und keine falschen. Aminosäuren-Therapie dürfte in Zukunft zu einem wichtigen Werkzeug für die Gesundheit werden.

Vitamine und Mineralstoffe gehören ebenfalls zu den ›Probiotika‹, und es hat sich gezeigt, daß große therapeutische Dosen von Vitaminen bei einigen Krankheiten wirksamer sind als Antibiotika, Chemotherapie und alle möglichen Arzneimittel, welche die Pharmaindustrie so gerne zusammenbraut.

Auch Enzyme werden in immer größerem Umfang dazu verwendet, die Verdauung zu unterstützen, die Resorption von Nährstoffen bei Störungen zu erleichtern und im allgemeinen allen zu helfen, die bei diesem oder jenem Stoffwechselvorgang Schwierigkeiten haben. Enzymtherapie ist von besonderem Wert für die über Vierzigjährigen, denn von diesem Alter an läßt die Enzymproduktion nach, und das kann unter anderem Schwierigkeiten bei der Verdauung, der Ausscheidung und der Resorption verursachen. Bei all diesen Substanzen handelt es sich nicht um Medikamente, sondern um Nahrungsmittel, die in spezifischer Weise und in den nötigen Dosierungen eingesetzt werden, um die erwünschte Wirkung zu erzielen.

Die Darmflora: Die Düngung Ihres inneren Gartens

Zu den interessantesten und wirkungsvollsten Methoden der Dickdarmsanierung gehört die Zufuhr von Darmflora-Präparaten, deren antibiotische Wirkung auf Fremdorganismen im Darm heute allgemein anerkannt ist. Durch Zufuhr von größeren Mengen dieser hilfreichen Organismen stärkt man die natürlichen Abwehrmechanismen des Körpers, ohne den Ablauf natürlicher Immunreaktionen auf fremde Invasoren zu stören. Daher ist ihr Verhalten ›probiotisch‹ – für die Gesundheit, ihre Wirkung dagegen antibiotisch – gegen die Mikroben.

Bei der Auswahl lebender Bakterienkulturen für den Dickdarm und den ganzen Verdauungskanal sollte man mit Sorgfalt vorgehen, da viele Opportunisten mit Blick auf einen Wachstumsmarkt Produkte auf den Markt bringen, die einen vertrauenswürdigen Eindruck machen, in Wirklichkeit jedoch nicht mehr biologischen oder nährenden Nutzwert haben als ein Babyschnuller. Daher sind auch viele Laktobakterien-Präparate auf dem Markt, die nicht aus menschlichen Bakterienstämmen gezüchtet werden und deshalb nicht dieselbe Wirksamkeit besitzen.

In einer vor einigen Jahren in Großbritannien durchgeführten Untersuchung berichtete das führende britische Gesundheitsmagazin, das *Journal of Alternative and Complementary Medicine*, daß von 30 getesteten Acidophilus-Produkten nur in dreien lebensfähige Darmbakterien enthalten waren. Seien Sie deshalb vorsichtig bei der Anwendung von Präparaten, die nicht aus bekannten und zuverlässigen Quellen stammen, keine kurzen Haltbarkeitsfristen haben und nach der Öffnung nicht gekühlt werden müssen. Zwar brauchen nicht alle guten Präparate Kühlung, aber für die meisten wird es empfohlen. Sie sollten solche Präparate auch schnell verbrauchen. Eine andere Methode, das Problem der Wirksamkeit von Acidophilus-Präparaten zu lösen, besteht darin, seine eigenen zu züchten. In seinem ausgezeichneten *Darm-Heilungsbuch* gibt Robert Gray dafür ein Rezept, das ich hier mit seiner Erlaubnis vorstellen möchte:

»Wenn man Laktobakterien zuführen will, so empfiehlt es sich, dies in Form von *Rejuvelac* zu tun. Rejuvelac können Sie durch Fermentierung von Weizenkörnern oder frischem Kohl herstellen. Wie bereits erwähnt stammen die Laktobakterien in der Milch aus den Pflanzen, welche die Kühe fressen. Kohl ist ein Gemüse, auf dem es nur so von Bakterien wimmelt. Um Kohl-Rejuvelac anzusetzen und die Gärung auszulösen, brauchen Sie keinen Starter. Zu Beginn mixen Sie an einem Morgen $1^3/_4$ Tassen destilliertes oder gereinigtes Wasser mit 3 Tassen grob geschnittenem, locker liegendem frischen Kohl und $^1/_8$ Teelöffel granuliertem, getrocknetem Knoblauch zusammen. Stellen Sie den Mixer zuerst auf die niedrigste Geschwindigkeit, gehen Sie dann auf die höchste Stufe, und mixen Sie das Ganze etwas länger als 30 Sekunden! Dann gießen Sie die Mischung in ein größeres Gefäß, decken es zu und lassen alles bei Zimmertemperatur drei Tage lang stehen. Danach können Sie das flüssige Rejuvelac abgießen. Die erste Portion von Kohl-Rejuvelac braucht drei Tage zur Reifung; die folgenden Portionen brauchen jeweils nur noch 24 Stunden. Vom dritten Tag an setzen Sie jeden Morgen wieder frisches Rejuvelac an, so wie oben beschrieben, aber nur mit $1^1/_2$ Tassen Wasser. Statt dessen geben Sie der neuen Mischung $^1/_4$ Tasse fertiges Rejuvelac zu, decken das Gefäß zu, schütteln es und lassen es bis zum nächsten Morgen bei Zimmertemperatur stehen. Sie können Kohl-Rejuvelac auch ohne Mixer zubereiten: Nehmen Sie dazu nur $2^1/_2$ Tassen ganz fein gehackten Kohl (statt 3 Tassen beim Mixen) auf dieselbe Menge Wasser und Knoblauch!

Weizen-Rejuvelac wird wie folgt zubereitet: Waschen Sie 1 Tasse Bio-Weizen gründlich, und lesen Sie die an der Oberfläche schwimmenden toten Körner aus. Dann weichen Sie den Weizen mit 2–3 Tassen reinem Wasser 48 Stunden in einem großen (Schraub-)Glas ein, geben etwas Zitronensaft dazu und verschließen das Glas gut (mit Tüll oder Gaze). Lassen Sie es an einem dunklen, ruhigen Platz stehen. Wenn nach 2 Tagen kleine Bläschen nach oben steigen, rühren Sie um, lassen den Weizen wieder absinken und gießen das fertige Rejuvelac ab. Danach geben Sie wieder 2–3 Tassen Wasser auf die Weizenkörner, verschließen das Ganze und können nach 24–48 Stunden wieder Rejuvelac abgießen. Dieses Verfahren können Sie drei- bis viermal wiederholen, bis Sie wieder mit frischen Körnern anfangen sollten.

Gutes Rejuvelac hat einen zart säuerlichen Geschmack, der zwischen Mineralwasser und Joghurtmolke liegt. Schlechtes Rejuvelac schmeckt und riecht etwas faulig (wie Käse) und sollte nicht getrunken werden. Benutzen Sie auf keinen Fall Leitungswasser zur Herstellung von Rejuvelac, denn es wurde gechlort mit der Absicht, Bakterien aller Art abzutöten. An manchen Orten muß man in dem Raum, wo man Rejuvelac ansetzt, einen Ionisator (zur Erzeugung von negativen

Ionen) benutzen, um Rejuvelac von guter Qualität zu erhalten. Negative Ionen haben eine stark hemmende Wirkung auf das Wachstum schädlicher Bakterien, erlauben aber dennoch den Laktobakterien, sich frei zu vermehren ... Das frische Rejuvelac sollten Sie am selben Tag trinken, und zwar am besten je eine halbe Tasse zu jeder Mahlzeit ... Stellen Sie Rejuvelac in den Kühlschrank, wenn Sie es bis zum nächsten Tag aufbewahren wollen. Schütten Sie altes Rejuvelac lieber weg, wenn seit dem Abgießen von den Weizenkörnern oder dem Kohl mehr als 24 Stunden vergangen sind.« [Robert Gray, Das Darm-Heilungsbuch, S.146/7]

Obwohl es auf dem Markt Präparate gibt, die verschiedene Stämme von Laktobakterien und manchmal auch Streptokokken enthalten, die alle in Ordnung sein mögen, gilt es als besser, jeden Stamm einzeln zuzuführen, indem man einen Monat lang einen Stamm nimmt und dann zu einem anderen wechselt. Der Zeitpunkt für die Zufuhr von Bakterien-Präparaten ist ebenfalls wichtig für ihre erfolgreiche Implantierung im Dickdarm. Acidophilus-Bakterien sollten nur mit Wasser und in zeitlichem Abstand zu den Mahlzeiten eingenommen werden, denn sonst werden sie ihre Reise durch Magen und Dünndarm niemals überleben.

Inzwischen gibt es Laktobakterien-Kapseln, die magensäureresistent sind. In seinem ausgezeichneten kleinen Buch über *The Friendly Bacteria* [›Die freundlichen Bakterien‹] weist William H. Lee darauf hin, daß der Lactobacillus bulgaricus zu den Mahlzeiten eingenommen werden sollte, da er über die Lymphbahnen aktiv wird und deshalb den Verdauungsvorgang zu durchlaufen hat. Diese Bakterien brauchen nicht vom Menschen zu stammen, um wirksam zu sein. All diese Substanzen werden bald zur ›neuen Medizin‹ des 21. Jahrhunderts gehören. Sie alle folgen der grundlegenden Gesundheitsregel des Hippokrates, die nur allzu oft von der zeitgenössischen Medizin und Pharmakologie vergessen wird: » *Zuerst soll man keinen Schaden zufügen.* «

Natürliche Methoden zur Stärkung der inneren Kräfte

In vielen alten Kulturen hat man Methoden zur Gesundheitspflege entwickelt, und daher überrascht es nicht, daß Produkte mit starker Laktobakterien-Aktivität in Ländern, die wie Bulgarien für Langlebigkeit berühmt sind, seit alters hergestellt und verwendet wurden. Zu derartigen Produkten gehören Joghurt, der mit Hilfe des Lactobacillus bulgaricus hergestellt wird; Kefir aus Indien – ein joghurtähnliches Lebensmittel, das mit Laktobakterien fermentiert wird; Miso aus Japan, Käse aus Westeuropa, und Sauerkraut aus Deutschland. Diese Lebensmittel enthalten alle Milchsäure, die für ihre nützlichen Wirkungen auf die Darmgesundheit bekannt ist, da sie im Dickdarm für das richtige Milieu sorgt, in dem die schützende Darmflora sich implantieren und gedeihen kann. Milchsäure sorgt auch für den richtigen pH-Wert im Darm, der seinerseits wiederum Schutzwirkungen hat, da Candida in einem solchen Milieu nicht wachsen kann.

Daher ist selbstgemachter Joghurt aus Frischmilch ein ausgezeichnetes Mittel, um sich gegen die unsichtbaren Invasoren der Eingeweide zu schützen. Beachten Sie dabei bitte, daß alle fermentierten Produkte innerhalb von 24 Stunden nach dem Öffnen bzw. Fertigstellen verzehrt werden sollten, denn danach läßt ihre Wirksamkeit nach und Nebenprodukte aus der bakteriellen Aktivität können überhandnehmen.

Kombucha, der Nektar der Götter

Ein anderes fermentiertes Getränk von großem Nutzen für die Gesundheit ist der aus Tee (und Zucker) hergestellte Kombucha, der in Japan seit Jahrhunderten benutzt wurde und heute auch in Deutschland viel getrunken wird. Der Wert des Kombucha beruht sowohl auf seinen sauerstofferzeugenden Eigenschaften als auch auf seiner Fähigkeit, für den Dickdarm und das Verdauungssystem wertvolle Säuren freizusetzen, denn diese unterstützen den Dickdarm bei der Beseitigung von Giftstoffen.

Ähnlich wie beim Kefir wird Kombucha mit Hilfe eines sprießenden Pilzes mit antibiotischen Eigenschaften hergestellt. Im Verlauf der Fermentierung des Tees und des darin gelösten Zuckers erzeugt der Pilz Glukuronsäure, die Verbindungen mit Stoffwechselabfallprodukten sowie mit körperfremden Substanzen (wie Medikamenten und Toxinen) bilden und dadurch die Entgiftung unterstützen soll. Dabei entsteht auch Milchsäure, die für das Gleichgewicht in der Darmflora sorgt, doch der größte Nutzen des Kombucha besteht in der Erzeugung von Glukuronsäure, die einen Bestandteil wichtiger Körpergewebe (und da vor allem der Magenschleimhaut) bildet.

Dank der Forschungen von Dr. Rudolf Skelnar, einem deutschen Mediziner, der über dreißig Jahre lang die Wirkungen von Kombucha auf Krebspatienten untersucht und dabei herausgefunden hat, daß der Teepilz starke Heilwirkungen auf Krebszellen ausübt, hat dieses Getränk in Deutschland seit 1964 eine erfolgreiche Renaissance erlebt.

Trinkfertiger Kombucha kann in Reformhäusern und Naturkostläden erworben werden, aber er ist so leicht selbst zu ›brauen‹, daß man am besten herausfindet, wo man einen Starterpilz bekommt. Dann kann man dieses Heilmittel für ein paar Pfennige täglich in ausreichenden Mengen für den Eigenbedarf selbst herstellen. Kombucha enthält natürliche Kohlensäure aus dem Fermentierungsvorgang und ist äußerst angenehm zu trinken. Die Ergebnisse dieser Untersuchungen, die vor allem in Deutschland durchgeführt wurden, sind publiziert worden. Die Anweisungen zum Ansetzen des Kombucha werden stets mit dem Pilz weitergegeben. Viele alternative Krebszentren oder Kolon-Hydrotherapeuten dürften sich damit auskennen und wissen, wo man den Pilz bekommen kann.

Parasiten, die heimlichen Räuber der Gesundheit

In seinem Buch *Healing Within* weist Stanley Weinberger auf einen weiteren, weitgehend verborgenen Feind unserer Gesundheit hin – Parasiten. Nach den von ihm zitierten statistischen Angaben gibt es bestimmte Gebiete, in denen mehr als 80% der Bevölkerung von Parasiten befallen ist. Dabei handelt es sich keineswegs um ein Problem in Ländern der Dritten Welt, denn Weinberger gibt an, daß allein in Nordamerika mindestens 21 Millionen Menschen damit zu tun haben.

Diese große Gefahr für die Gesundheit wurde im Jahre 1912 bei dem in Kapitel 3 erwähnten Londoner Treffen von 57 führenden britischen Ärzten erkannt. Aber seither schlummerte diese Erkenntnis wie ein schlafender Riese vor sich hin, bis vor ein bis zwei Jahrzehnten die Zunahme und Verfügbarkeit von Reisen in entfernte Weltgegenden zu einem gewaltigen Zustrom von Menschen geführt hat, die mit allen möglichen Arten von Parasiten infiziert sind. Die Liste dieser Schmarotzer reicht von Guardia (einem in wäßrigem

Milieu lebenden Parasiten, dessen Verbreitung inzwischen vermutlich epidemische Ausmaße erreicht hat) zu den üblicheren Arten von Würmern. Dazu gehören Bandwürmer, Madenwürmer, Hakenwürmer, Fadenpilze, Rund- oder Spulwürmer; davon sind einige Arten nur ein paar Zentimeter lang, während andere bis zu zehn Meter lang werden. Natürlich leben sie alle im Dickdarm, und je verschmutzter dieser ist, desto leichter ist es für die Schmarotzer, dort zu überleben, sich zu vermehren und wie Candida ihre toxischen Abfälle in die Blutbahn ihres Wirtes zu entladen. Am häufigsten sind Madenwürmer, und man schätzt, daß in gemäßigten Breiten jedes fünfte Kind davon befallen ist. Sie befallen den unteren Teil des Dickdarms und den Mastdarm und verursachen in der Nacht oft Afterjucken. Da sie sich hauptsächlich von Süßem und Kohlenhydraten nähren, führt das zu einem verstärkten Verlangen nach dieser Art von Nahrungsmitteln.

Bandwürmer sind ebenfalls verbreitet und können aus ungenügend erhitztem Fleisch oder Fisch sowie aus tierischen Exkrementen stammen. Da Würmer auch durch Haustiere übertragen werden können, sollte man Kinder dazu anhalten, sich die Hände zu waschen, nachdem sie Tiere gestreichelt oder mit ihnen gespielt haben.

Bei der enormen Zunahme des Auftretens von Bandwürmern in den USA geht man davon aus, daß sie durch die zunehmende Nachfrage nach blutigem und rohem Rindfleisch verursacht wird. Aber verseuchtes Schweinefleisch stellt bei weitem die größte Gefahr für die Gesundheit dar, denn diese Tiere sind generell mit Parasiten (wie z.B. Balantidium) infiziert, die direkt in den menschlichen Darm übertragen werden können.

Leider können die Symptome von Parasitenbefall mit zahlreichen anderen Krankheiten und Infektionen verwechselt werden, so daß sie bei vielen Menschen unerkannt bleiben. Bei Verdacht auf Parasiten kann Kolon-Hydrotherapie von großem Nutzen sein, denn 25 Arten von Würmern können mit dem bloßen Auge erkannt werden, und die Beobachtung durch das Schauglas während der Darmspülung kann oft zu einer positiven Diagnose führen.

Der Blinddarm: eine Fermentierungskammer

Zwischen Dünndarm und Dickdarm befindet sich die sogenannte Bauhinsche Klappe (Ileozäkalklappe), durch welche der weitgehend verdaute Speisebrei in den Blinddarm (Zäkum), den ersten Teil des Dickdarms, gelangt. Der sackförmige Blinddarm ist oft mit den Lederbehältern verglichen worden, die bei Nomadenstämmen traditionell zur bakteriellen Fermentierung von Frischmilch benutzt wurden, denn seine Form ist bestens dafür geeignet, solche Aktivitäten zu unterstützen.

Leider macht diese Form, so perfekt sie für die natürliche Fermentierung von verdauten Speiseresten in den letzten Phasen ihrer Umwandlung in Kot sein mag, den Blinddarm auch zu einem idealen Nistplatz für Parasiten. Diese Tatsache ist ein deutlicher Hinweis darauf, wie wichtig es ist, den Darminhalt im Fluß zu halten. Ferner gilt es auch sicherzustellen, daß die Klappe zwischen Dünndarm und Dickdarm gut funktioniert. Wenn Sie Schmerzen, Unbehagen oder Aufgeblähtheit im unteren rechten Viertel des Unterleibs verspüren, besteht Verdacht auf Störungen im Blinddarmbereich. Vermeiden Sie das Kauen von Kaugummi und Zähneknirschen, denn diese beiden Gewohnheiten können das Funktionieren dieser Klappe beeinträchtigen und so die im Blinddarm ablaufenden Vorgänge stören. Der Appendix

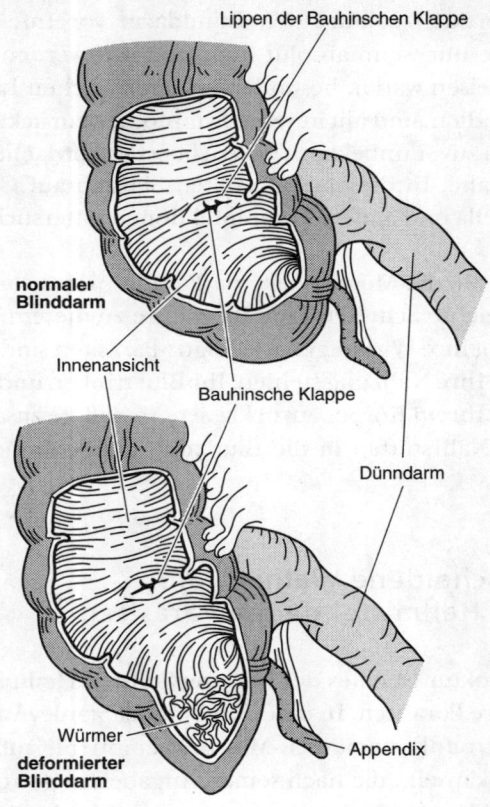

Lippen der Bauhinschen Klappe

normaler Blinddarm

Innenansicht

Bauhinsche Klappe

Dünndarm

Würmer

deformierter Blinddarm

Appendix

Der Inhalt des Dünndarms fließt durch die Bauhinsche Klappe in den Blinddarm.

(Wurmfortsatz) schützt den Blinddarm vor Infektionen und sollte nur wenn absolut nötig entfernt werden. Wenn Sie auf Reisen waren, besonders in afrikanischen Ländern oder in Indien, und mit inneren Symptomen zurückkehren, die Ihnen zuvor unbekannt waren, liegt der Verdacht auf Parasiten nahe. In diesem Fall sollten Sie sich auf Guardia, Gardnerella und andere Darminfektionen untersuchen lassen.

Nehmen Sie die Möglichkeit von Parasiteninfektionen nie auf die leichte Schulter. Eine Broschüre zu diesem Thema beschreibt ihre Wirkungen wie folgt: »Parasiten sind Schädlinge, die Ihre Nahrung stehlen, Ihr Blut trinken und Exkremente in Ihrem Körper zurücklassen, so daß sie zusammen mit den Nährstoffen in die Blutbahn aufgenommen werden.«

Die bescheidene Walnuß und andere Heilmittel gegen Parasiten

Walnußtinktur ist eines der wirkungsvollsten Heilmittel gegen innere Parasiten. In den USA benutzt Stanley Weinberger ein Produkt namens K-Min und empfiehlt außerdem Rizinusölkapseln, die nach seinen Angaben in gefrorenem Zustand eingenommen werden müssen, da das Öl sonst nicht in den Teil des Darms, in dem die Würmer nisten, gelangt, sondern zu früh in den Organismus resorbiert würde. Die Mittel, die im Zusammenhang mit der Dickdarmreinigung erwähnt wurden, sind ebenfalls ausgezeichnet, denn sie fegen den Darm aus und scheuern und putzen die verkrusteten Dickdarmwände, in welchen die Parasiten nisten. Ein anderes Heilmittel, das von Kräuterheilkundigen oft verschrieben wird, ist Wermut.

162

In Verbindung damit wird ein allgemein reinigendes Mittel wie Weizengras empfohlen. Alfaalfa, Weizengras, Chlorella und Spirulina (beides Algenarten) sind ausgezeichnete grüne Produkte, welche die Reinigung der Eingeweide unterstützen. Das darin enthaltene Chlorophyll übt eine antiseptische Wirkung auf die Darmwand aus und versorgt den Organismus außerdem mit wertvollen Mineral- und Nährstoffen. Frischer Knoblauch verfügt ebenfalls über hervorragende antiseptische Eigenschaften.

Ebenso wie diese Maßnahmen können die während der Kolon-Hydrotherapie verabreichten Implantate von größtem Nutzen sein, um reinigende und stärkende Substanzen in den Darm einzuleiten. Ein von anderen Darmexperten[1] bevorzugtes Verfahren besteht darin, Kolon-Hydrotherapie dazu zu benutzen, um einen konzentrierten, starken Acidophilus-Stamm (bis zu 50 Millionen Bakterien) in den Dickdarm einzuführen. Dem fügt er noch frisch zubereitete Molke hinzu, die für das richtige saure Milieu im Dickdarm sorgt, den Acidophilus bei der Ansiedlung unterstützt, indem sie ihm die richtige Umgebung bereitet, und Parasiten tötet, weil sie das von diesen beiden Substanzen geschaffene saure Milieu nicht mögen. Nach den bisherigen Erfahrungen verringert sich durch zwei oder drei Behandlungen dieser Art die Gesamtzahl der nötigen Kolon-Hydrotherapie-Sitzungen, während gleichzeitig der Dickdarm wieder mit einer gesunden Flora bevölkert wird.

Die Sanierung des Dickdarms (mit so vielen verschiedenen Methoden wie nötig) kann Sie vor einer Vielzahl teilweise unerkannter und potentiell tödlicher Leiden und Beschwerden schützen, die sich zu ernsten Krankheiten entwickeln können, wenn man nichts dagegen unternimmt.

[1]   So David Webster in seinem Buch *Acidophilus and Colon Health* [›Acidophlius und Dickdarmgesundheit‹], Nutri Books, Colorado 1991

6 Dickdarm und Streß

Nach Auffassung der Psychologie verursacht alles, was in unserem Leben verschüttet und unbewältigt ist, mit großer Wahrscheinlichkeit Komplexe. Diese entwickeln sich dann zu allen möglichen Arten von Symptomen, die in Zeiten großer Belastungen an die Oberfläche kommen und uns so lange verfolgen, bis wir ihre Ursache erkennen und etwas dagegen unternehmen. Das vermehrte Auftreten von Reizkolon und anderen Verdauungsstörungen, von denen nicht alle eine erkennbare physische Ursache haben, veranlaßt uns zu der unvermeidlichen Schlußfolgerung, daß die weitverbreiteten Funktionsstörungen des Verdauungssystems, mit denen wir es in der modernen Gesellschaft zu tun haben, ihre Wurzeln teilweise in den unbewußten Belastungen durch den Streß und andere Probleme haben, die unsere moderne Lebensweise mit sich bringt.

Der Schotte James C. Thomson war seiner Zeit voraus, als er zu Beginn des 20. Jahrhunderts in seinem Buch *Constipation and our Civilisation* [›Verdauung und unsere Zivilisation‹] feststellte: »Im Leben gibt es zwei Möglichkeiten, Beschwerden zu vermeiden: Die moderne Methode besteht darin, die Sinne zu betäuben. Die natürliche Methode besteht darin, so zu leben, daß Schmerzen überflüssig werden.« Er sagte auch, daß »Heilung nicht käuflich ist«.

Reaktionen auf Streß

Bei einem erneuten Blick auf die Umgangssprache finden wir viele Bestätigungen für die bekannte Verbindung zwischen Verdauungssystem und Eingeweiden einerseits und dem Zentralnervensystem und dem Gehirn andererseits, besonders mit jenen Bereichen des Gehirns, die sich der bewußten Kontrolle entziehen. So haben wir im Deutschen Ausdrücke wie: »Mir schlägt etwas auf den Magen«, »etwas frißt mich auf«, »dies dreht mir den Magen um«, »dies nagt an meinen Eingeweiden« oder »ich mache in die Hose«. Ferner gibt es anschauliche Redewendungen, welche Gefühle der Furcht oder des Zorns mit den Verdauungsvorgängen in Verbindung bringen: »Nagende Furcht«, »ein flaues Gefühl im Magen« oder »mir kommt die Galle hoch«. All diese Ausdrücke zeigen, daß die Verdauungsvorgänge durch solche Emotionen beeinflußt werden. Umgekehrt gibt es in der englischen Sprache auch Redewendungen, die eine gute Verdauung mit Mut und Rechtschaffenheit in Verbindung setzen: »He's got guts« [»Er hat Schneid.«], oder »my gut reaction tells me ...« [»Mein Gefühl sagt mir ...«]. Die Wissenschaft bestätigt diese in der Sprache zum Ausdruck kommenden Verbindungen. Bei seinen Ausführungen über Darm und Streß stellte John Northover, ein bekannter britischer Chirurg und Spezialist für Beschwerden des Kolons und des Rektums, fest: »Der Darm ist ein sehr kompliziertes Gebilde in unserer Anatomie, und die Nervenverbindungen zu ihm sind in der Tat sehr komplex, denn sie stehen mit fast jedem anderen Körperteil in Verbindung. Der Darm erhält ständig Botschaften aus dem Gehirn und der Wirbelsäule, und zwar in gewaltiger Zahl. Wenn Sie gestreßt sind oder sonst etwas passiert, dann wird das den Rhythmus der Darmmuskel-Kontraktionen und die Geschwindigkeit, mit der sich die Dinge im Darm weiterbewegen, beeinflussen.«

Hara, das Lebenszentrum des Menschen

In alten Kulturen glaubte man fest an diese Verbindung zwischen Psyche und Soma (physischem Körper), und man versuchte, sie im Zusammenhang mit den Energiesystemen des Körpers und ihrer Anordnung, wie zum Beispiel dem indischen System der Chakras, zu erklären. Eines der wichtigsten Chakras oder Energiezentren (deren Existenz inzwischen wissenschaftlich nachgewiesen ist) ist das zweite (von unten), auf Japanisch Hara genannt, welches unter anderem die Verdauung und die Leberfunktion kontrolliert. Im Osten gilt es als Lebenszentrum des Menschen, und im Yoga lehrt man daher, daß der Atem in dieses Zentrum fließen sollte, und nicht in die Brust. Die im Westen übliche Brustatmung wurde immer mit Streß in Verbindung gebracht, während die Bauchatmung mit Entspannung und Ruhe zusammenhängt. Manche Yogaexperten behaupten, daß es vor allem dieser eine Aspekt des westlichen Lebens, die streßfördernde Brustatmung, sein könnte, welche die Verdauungsfunktionen beeinflußt.

Wer sich dieser Gewohnheit bei sich selbst bewußt ist, sollte tagsüber in ruhigen Momenten innehalten und seine Aufmerksamkeit darauf richten, den Atem in den unteren Teil des Körpers zu ziehen, indem er das Zwerchfell nach unten drückt und die Bauchdecke ausdehnt. Wenn man einfach den Atem auf diese Weise sammelt, kann das wesentlich zur Beruhigung des ganzen Organismus und zur Verringerung von Besorgnissen und Spannungen beitragen. Es ist eine gute Idee, sich nachts vor dem Einschlafen ein paar Minu-

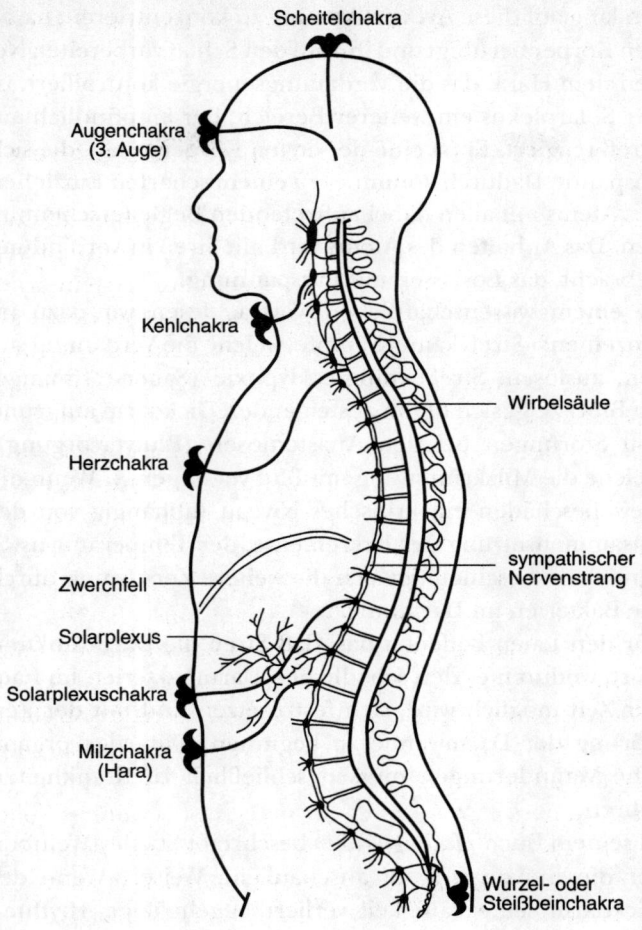

Anordnung der sieben Hauptchakras (oder Energiezentren) im Körper. Die Vitalität des zweituntersten Chakra (Milzchakra, Hara) ist äußerst wichtig für die Gesundheit und Funktion des Verdauungssystems.

ten lang auf diese Art von Atmung zu konzentrieren, da sie den Körper beruhigt und ihn auf den Schlaf vorbereitet. Neben dem Hara, das die Verdauungsenergie kontrolliert, ist der Solarplexus ein weiterer Bereich, der empfindlich auf Streß reagiert. Er ist eine der ersten Körperzonen, die sich anspannt. Dadurch kommt es zu einem scharfen Einziehen des Atems mit allen dabei auftretenden Begleiterscheinungen. Das Anhalten des Atems wird mit Streß in Verbindung gebracht, das Loslassen mit Entspannung.

In einem wissenschaftlichen Vortrag lesen wir dazu im einzelnen: »Streß kann Krämpfe, welche die Verdauung stören, auslösen. Streßbedingte Hypoxie (Sauerstoffmangel im Blut) zeigt sich oft im absteigenden Dickdarm aufgrund von Störungen bei den Anastomosen (Blutversorgung), welche die Milzkrümmung mit Blut versorgen ... Wenn die Gewebeschäden ein kritisches Niveau (abhängig von der Zusammensetzung der Exkremente, der Temperatur usw.) erreichen, beschleunigt sich die weitere Zerstörung durch die Bakterien im Darminnern.«

Für den Laien bedeutet das, daß Streß die Darmfunktion stört, wodurch es den schädlichen Darmbakterien im Lauf der Zeit möglich wird, sich festzusetzen und mit der Zerstörung der Darmwände zu beginnen. Derartige organische Veränderungen müssen schließlich zu Krankheiten führen.

In seinem Buch *Healing Within* beschreibt Stanley Weinberger diesen Vorgang auf anschauliche Weise: »Wenn der Dickdarm seine Fähigkeit verliert, regelmäßige, rhythmische peristaltische Bewegungen auszuführen, hören seine Nervensignale im Laufe der Zeit zu funktionieren auf und dann lagern sich allmählich große Abfallmengen in seinen vielen Taschen und Windungen ab. Dieser Abfall blockiert die Bauhinsche Klappe, staut sich zurück in den Dünndarm und wird in die Blutbahn zurückresorbiert. Sowohl Parasiten als auch Bakterien gedeihen in einem solchen Milieu. Wenn die Biegungen und Schleifen des Dickdarms erst einmal verstopft sind, kann er die Peristaltik nicht mehr weiterleiten, verliert sein ›Gedächtnis‹ und funktioniert nicht mehr auf normale Weise.«

Weiterhin führt er aus, daß die drei Hauptgründe für solche Funktionsstörungen emotionaler Streß, falsche Ernährungsgewohnheiten und unbewußte Komplexe sind, die unter anderem mit der Schulung der Ausscheidungsreaktionen oder negativen Einstellungen und Ängstlichkeit in bezug auf die eigenen Körperfunktionen zusammenhängen.

Über etwas Bescheid zu wissen, ist eine Sache, und damit umgehen zu lernen, eine andere. Zuerst sollte man die Ursachen für den Streß finden, um sie dann mit den passenden therapeutischen Verfahren zu behandeln. Dieses Kapitel enthält eine Vielfalt von Hinweisen zur Streßbewältigung, doch an erster Stelle ist es vielleicht hilfreich, die üblicheren Auswirkungen von Streß auf den Darm zu untersuchen. Diese können ihrerseits Einfluß auf das Körpergewicht haben, nervlich bedingt sein, Funktionsstörungen wie eine Schwächung oder Verstärkung der Peristaltik verursachen oder zu Disharmonien bei einer der drei Phasen der Nahrungsverwertung (nämlich Verdauung, Resorption und Ausscheidung) führen. Dabei fällt auf, daß man heute häufiger Störungen aufgrund mangelhafter Ausscheidung findet als aufgrund von Problemen bei den beiden ersten Phasen der Verdauung. Das liegt einfach daran, daß wir im Westen zuviel und zuoft essen, aber dem Nährstoffgehalt zuwenig Beachtung schenken, so daß die Körperenergien ständig für Verdauung und Assimilation verbraucht und den lebenswichtigen Ausscheidungsvorgängen entzogen werden.

Streß und Gewichtskontrolle

Sowohl Untergewicht als auch Übergewicht sind (ähnlich wie Alkoholismus) krankhafte Zustände, denn es gibt in bestimmten Grenzen für jeden von uns ein Normalgewicht, das von Alter, Körpergröße und Knochenbau abhängt. Größere Abweichungen von diesem Gewicht sind ein Zeichen für ein Ungleichgewicht im Organismus. Dieses beruht entweder auf mentalen Problemen, welche die Nahrungszufuhr beeinträchtigen, oder auf körperlichen Störungen (im Stoffwechselbereich), die wahrscheinlich mit der Ernährung zusammenhängen. »Der Körper folgt dem Geist«, heißt es zu Recht, und über die Zusammenhänge zwischen Körperhaltung und Gesichtsausdruck (Physiognomie) einerseits und geistiger Einstellung andererseits hat man aufschlußreiche Beobachtungen gemacht. Diese können offensichtlich gewissen Experten, die Leute studiert haben, welche jahrzehntelang abzunehmen (oder in seltenen Fällen zuzunehmen) versucht haben, alles verraten. Es ist ein Zeichen unserer Zeit, daß wir nur selten versuchen, an Gewicht zu gewinnen.

Haltungsdiagnose

Um besser zu verstehen, wie lebenslange Eßgewohnheiten Ihren Körperbau beeinflußt haben können, sollten Sie sich morgens vor dem Anziehen einmal von der Seite im Spiegel betrachten. Stehen Sie entspannt. Jede Abweichung von der normalen Haltung (wie Hohlkreuz, vorstehender Bauch oder ›Entenhaltung‹) weist auf geschädigte Verdauungsorgane hin, behauptet Dr. Erich Rauch, der bekannte österreichische Spezialist für Mayr-Kuren. Nach seiner Überzeugung werden die Eingeweide schon allein wegen ihres Umfangs (von insgesamt zehn Metern Länge) im Lauf der Jahre, wenn sie verstopft oder allmählich schlaff werden, immer mehr Raum im Unterleib beanspruchen. Dabei werden andere Organe verdrängt und die Wirbelsäule schließlich so deformiert, daß Platz für diese Verschiebungen geschaffen wird.

Die Art der Verschiebung gibt uns Hinweise auf die spezifische Ursache. So steht zum Beispiel der typische Reserveoffizier gewöhnlich mit vorgewölbter Brust und hochgezogenem Bauch in Habachthaltung. Nach Rauch ist das ein Zeichen für einen ständig überfüllten Magen. Wer beim Gehen gerne nach vorn gebeugt ist oder in sich zusammensackt, leidet gewöhnlich unter schlaffen Eingeweiden mit schwachem Muskeltonus. Menschen mit Entenhaltung (bei denen der Hintern beim Gehen hin und her wackelt) haben einen stark vergrößerten Bauch, der im Lauf der Jahre zu einer Verschiebung des Beckens geführt hat.

Die meisten Leute wissen recht genau, was sie tun oder was sie vernachlässigen, und eine Selbstprüfung dieser Art bringt oft das Ergebnis jahrelanger Gewohnheiten ins Licht des Bewußtseins, wo man es dann (1.) anerkennen und (2.) etwas dagegen unternehmen kann.

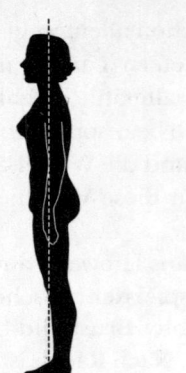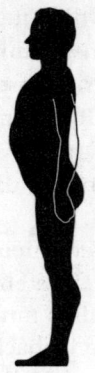

1. *Normale Haltung:* Die senkrechte Linie zeigt das Zentrum der Schwerkraft an.
2. *Habachthaltung:* Durch Überfüllung brauchen Magen und Eingeweide mehr Raum, und das führt zur Verschiebung nach vorn.

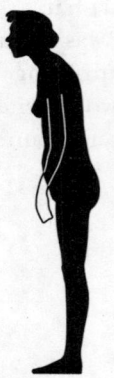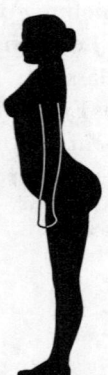

3. *Anlaufhaltung:* Durch schlaffe Eingeweide werden Bauch und Wirbelsäule nach vorn und nach unten verschoben.
4. *Entenhaltung:* Durch Vergrößerung des Bauchs werden Becken und Gesäß nach hinten verschoben.

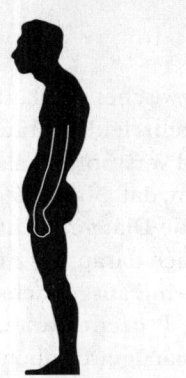
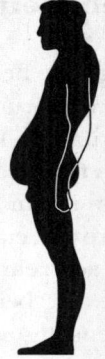

5. *Lässige Haltung:* Verstopfte Därme führen in Verbindung mit Muskelschwäche zum Absacken.

6. *Sämannhaltung:* Durch starke Erschlaffung der Eingeweide sowie durch Ansammlung von Kotresten buchtet sich der Unterbauch sackförmig aus.

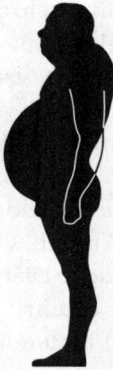

7. *Großtrommelträgerhaltung:* Diese übermäßige Zunahme des Bauchvolumens kann durch die Ansammlung von Gasen und Exkrementen verursacht werden.[1]

[1] Aus: E. Rauch, Die Darmreinigung …, S.32–35, mit freundlicher Genehmigung des Haug-Verlags.

Der Schlankheitswahn

Da eine eindeutige Beziehung zwischen Schlankheitskuren und Verdauungsstörungen besteht, leiden Frauen viel häufiger unter irritablem Darm und Verstopfung als Männer. In der Tat zeigen neuere Statistiken, daß über 90% der Frauen irgendwann in ihrem Leben eine Diät gemacht haben. Bei ein bis zwei Prozent entwickelt sich daraus bis zum Alter von sechzehn bis achtzehn Jahren eine ausgewachsene Magersucht (Anorexie); bei zwanzig Prozent daraus ein ›Freßtour‹-Verhaltensmuster, dem man gewöhnlich einmal im Monat folgt und das sich in zwei bis drei Prozent der Fälle zur Freßsucht (Bulimie) weiterentwickelt. Übrigens kommt auf zehn Frauen mit Eßstörungen nur ein Mann, doch tragen die Männer zu ihrer Verursachung bei, indem sie schlanke, jugendliche und kurvenreiche Frauen bevorzugen. Oder sind die Frauenzeitschriften daran schuld?

Obwohl wir Gewichtsverlust mit schlechter Gesundheit gleichsetzen, muß man leider feststellen, daß wir trotzdem von dieser zeitgenössischen Form von Kurzsichtigkeit befallen sind: der Überbewertung der Schlankheit. Sie ist eine krankhafte Hauptbeschäftigung unserer Zeit, und vor allem die Frauen haben darunter zu leiden.

Offensichtlich führt der Wunsch, schlank zu sein, dazu, daß man weniger ißt oder spezielle Diätnahrungsmittel, die den Hunger dämpfen sollen, verzehrt. Diese können alle möglichen, an der Darmwand haftenden Füllstoffe oder sogar Laxativa enthalten.

Beengende Kleidung, gewöhnlich eine Nummer zu klein getragen, hemmt ebenfalls die Aktivität der Eingeweide und schränkt ihre gesunden Muskelbewegungen ein. Als Folge dieses Schlankheitswahns kommt es dann oft zu einem unwiderstehlichen Verlangen, sich von Zeit zu Zeit mit allen möglichen ›verbotenen‹ Nahrungsmitteln vollzustopfen. Sie können sich unschwer vorstellen, was dies für das verwirrte Verdauungssystem bedeutet, und die Ergebnisse eines solchen Verhaltens führen zwangsläufig zu dieser oder jener Art von Verdauungsstörungen.

Es ist schon schlimm genug, wenn solche Probleme mit dem Zeitpunkt des Erwachsenwerdens und dem Wunsch, auf zeitgemäße Weise attraktiv zu sein, zusammenfallen. Doch wenn diese Schwierigkeiten zusätzlich mit tiefen psychologischen Problemen aus der Kindheit belastet sind, dann kann dieses Verlangen zu einem Wahn werden. Oft bekommen Kolon-Hydrotherapeuten die Ergebnisse all dieser Verhaltensmuster zu sehen – bei Menschen, die in ihre Sprechstunde kommen und die Behandlung als weiteres Mittel zum Abnehmen mißbrauchen wollen.

Eßstörungen und Kolon-Hydrotherapie

Anorexie und Bulimie sind Eßstörungen, die oft bei Jugendlichen oder jungen Erwachsenen auftreten, häufig in Verbindung mit dem Wunsch zu rebellieren, den alle jungen Leute bei ihrem Streben nach Unabhängigkeit verspüren. Leider richtet sich diese Rebellion im Fall dieser beiden Eßstörungen gegen die Nahrungsaufnahme. Es gehört zu den üblichen Verhaltensmustern von Eltern, ihre Kinder zum ›Aufessen‹ zu überreden und sie häufig dafür zu belohnen – meist mit noch mehr Nahrung und gewöhnlich mit ziemlich minderwertigen Leckereien –, wenn sie die regelmäßigen Mahlzeiten brav aufgegessen haben. Wenn sich die jungen Menschen dann ihrer Körperformen und der für wünschenswert gehaltenen Proportionen bewußt werden, beginnen sie abzumagern, indem sie nicht nur Diäten um der Diäten willen machen, sondern darin auch ein Mittel sehen, ihren Eltern zu trotzen.

Wenn dadurch das Körpergewicht immer weiter sinkt und der Gehirnstoffwechsel aufgrund der so entstandenen Nährstoffdefizite nicht mehr ausreichend versorgt wird, beginnt sich ein verzerrtes Selbstbild durchzusetzen. Dazu gehört, daß alles, was nicht spindeldürr ist, als fett und übergewichtig erscheint. Spätestens in diesem Stadium kommt es dann zu Darmbeschwerden, weil viel zuwenig Substanz durch den Organismus läuft. Zahlreiche dieser inzwischen schwer geschädigten jungen Leute (gewöhnlich Frauen) klopfen an die Tür des Kolon-Hydrotherapeuten.

Dies hat die Kolon-Hydrotherapie in Verruf gebracht: als eine Behandlungsmethode für solche Leute, die fälschlicherweise als selbstgefällige junge Frauen mit Schlankheitsfimmel gelten. Da ferner bekannt ist, daß diese Art von Patientinnen nicht immer abgewiesen wird, wurde vermutet, daß die Kolon-Hydrotherapeuten an der Sache beteiligt wären. Wenn man mit Therapeuten über diesen Aspekt ihrer Tätigkeit spricht, finden die meisten es viel besser, solchen Patientinnen die Sache sanft auszureden, als sie glattweg abzulehnen. Außerdem spricht einiges dafür, einen Dickdarm, der wahrscheinlich seinen Tonus verloren hat und vielleicht eine gewisse Säuberung brauchen könnte, weil die Nahrung so wenig Substanz enthielt, in gewissem Umfang zu reinigen.

Bei Eßstörungen und anderen psychischen Problemen kann sich Kolon-Hydrotherapie ebenfalls als hilfreich erweisen, weil sie sowohl im physischen als auch im psychischem Bereich sehr kathartisch wirkt. Die Befreiung des Darms wird oft begleitet von einem Freisetzen von Emotionen und von der Erkenntnis dessen, was den betroffenen Menschen beunruhigt hatte.

Joan Osborne, eine führende Londoner Kolon-Hydrotherapeutin mit langjähriger Erfahrung in Amerika und England, drückt diesen Aspekt ihrer Arbeit folgendermaßen aus: »Psychologisch gesehen sind heute wohl die meisten Menschen mit tiefsitzenden Problemen belastet. Wenn sie nichts sagen, frage ich sie nicht danach, aber oft beginnen sie, sich zu erleichtern, wenn das Wasser durch den Darm zu fließen beginnt. Und dann sage ich: ›Gab es je einen besseren Zeitpunkt, um all das loszuwerden, als durch dieses Rohr?‹«

Osborne glaubt, daß die Menschen nur das an Gewicht verlieren, was sie nicht brauchen: »Wovon wir sie befreien, sind überflüssige Pfunde, Pfunde, die sie nicht brauchen, da es sich um angesammelten Abfall handelt. Solche Abfälle gibt es bei schlanken ebenso wie bei fetten Leuten. Bei mir ist eine sehr dünne, schwerkranke Frau in Behandlung, und eine Darmspülung bessert ihren Zustand. Obwohl sie das weiß, macht sie sich noch Sorgen wegen des Gewichtsverlusts. Aber dann sage ich zu ihr: ›Brauchen Sie diese Art von Gewicht wirklich?‹ und deute auf den Schlamm, der im Abfluß verschwindet.«

Natürlich weiß Frau Osborne, daß es bei Fällen von psychisch bedingten Eßstörungen Grenzen gibt. Kein Kolon-Hydrotherapeut will seinem umstrittenen Berufsstand einen schlechten Ruf verschaffen, indem er diejenigen behandelt, für die eine Behandlung unangebracht, wenn nicht sogar entkräftend ist.

In Wirklichkeit kommen die meisten Therapeuten zu dieser sehr praktischen und handfesten Therapieform, weil sie selbst unter Beschwerden zu leiden hatten. Ihre Einstellung zu ihren Patienten ist von Sorgfalt und Fürsorge bestimmt, und dies steht für sie vor und über dem Anspruch beruflicher Verpflichtung. Man muß schon eine besondere Art von

Mensch sein, um es fertigzubringen, daß sich Patienten unter solchen Umständen wohl fühlen.

Eine andere führende Londoner Therapeutin kommentiert ihre Arbeit auf humorvolle Weise: »Die Leute sind es nicht gewohnt, ihre Därme zu öffnen, in Rückenlage auf einem Tisch, mit einer Röhre in ihrem Hinterteil und in Anwesenheit eines Beobachters, der schaut, was da rauskommt. Sobald sie ihre Zurückhaltung überwinden, erkennen sie, daß Kolon-Hydrotherapie eine Übung im Loslassen ist. Es ist die einzige Therapieform, bei der man bloß loszulassen und einem anderen die Kontrolle zu überlassen hat. Man kann dabei nicht voll angespannt sein und alles selbst kontrollieren wollen. Man muß entspannen und der anderen Person vertrauen. Genau jene Übung im Loslassen trägt dazu bei, daß man auch in anderen Bereichen seines Lebens loszulassen lernt. Aus diesem Grund ändern sich die Leute nach einer Serie von Darmspülungen.« Die Behandlung von Menschen mit Gewichtsproblemen und anderen Schwierigkeiten ist niemals einfach und unkompliziert, aber vielleicht kann die Kolon-Hydrotherapie als Basistherapie einen wertvollen Beitrag leisten, da sie so außergewöhnlich günstige Möglichkeiten zur Entlastung bietet, wobei die physische Entlastung der seelischen den Weg bereitet.

Vielseitige Methoden der Streßbewältigung

Ein Kennzeichen für das neue Verständnis von Gesundheit besteht in der Überzeugung, daß von keiner einzelnen Therapie die Lösung aller Probleme eines Patienten erwartet wird. Menschliche Wesen sind komplexe Kreaturen, und dementsprechend komplex sind auch ihre Probleme. Kolon-Hydrotherapeuten wissen das und benutzen diese Methode daher nur selten als isolierte Behandlungmethode. Jean Clarke, die Vorsitzende der britischen ›Colonic Irrigation Association‹, sagt dazu: »Kolon-Hydrotherapie wird nur selten allein benutzt. Meist wird sie in Verbindung mit anderen Therapien und Methoden eingesetzt, um für den Körper die Bedingungen zu schaffen, unter denen er sein Gleichgewicht finden kann.« Joan Osborne meint dazu: »Ich behaupte nicht, daß Kolon-Hydrotherapie nicht für sich allein wirkt, aber sie wirkt viel besser und man wird wesentlich weniger Sitzungen brauchen, wenn eine kombinierte Methode zur Anwendung kommt.« Sie fügt hinzu: »Wir lehren die Patienten, für sich selbst zu sorgen.«

Zusätzliche Methoden zur Entstressung des Dickdarms

Als unterstützende Therapien können eine Fülle von alternativen Methoden eingesetzt werden. Dazu gehören: Akupunktur (besonders für Funktionsstörungen des Verdauungssystems), (Fuß-)Reflexzonentherapie (durch die alle inneren Muskelsysteme tonisiert und harmonisiert werden), Aromatherapie (wegen ihrer stark entspannenden Wirkung auf tiefliegende Energiesysteme des Körpers und ihrer lymphreinigenden Begleitwirkung), Hydrotherapie (aus den gleichen Gründen), Hypnosetherapie (besonders bei Eßstörungen) sowie Osteopathie und Chiropraktik (wiederum wegen ihrer Fähigkeit, innere Verspannungen zu lösen). In der Tat praktizieren die meisten Kolon-Hydrotherapeuten in Amerika in Verbindung mit Chiropraktik und treten nach außen hin gewöhnlich eher als Chiropraktiker auf. Die meisten Menschen haben ein Gefühl dafür, welche Therapie sich für sie am besten eignet. Doch generell wäre zu empfehlen, mehrere Therapien auszuprobieren, und wenn man Zweifel hat, sich für denjenigen Therapeuten zu entscheiden, zu dem man die beste persönliche Beziehung spürt.

Training für den Dickdarm

Training ist wichtig, um den Dickdarm aus seiner Trägheit, die sich durch eine überwiegend sitzende Lebensweise in der Muskulatur bemerkbar macht, herauszuführen. Ein täglicher Spaziergang von einer halben Stunde wird ›die Dinge in Gang bringen‹ und den Spaziergänger in eine bessere Gemütsverfassung versetzen, so daß er eher mit Streß und Schwierigkeiten umgehen kann. Irgendeine Art von Tanz zu lernen ist eine weitere hervorragende Methode, um Streß zu lösen, und außerdem eine ausgezeichnete Form von körperlicher Bewegung. Dafür zu sorgen, daß die Bauchmuskeln straff, aber nicht verspannt sind, ist äußerst wichtig, da sonst die Tendenz besteht, daß sich der Inhalt des Unterleibs vorwölbt und verschiebt.

Nach neueren Erkenntnissen von Rückenspezialisten ist es die Bauchmuskulatur, welche die mittlere Wirbelsäule in ihrer Position hält, und nicht umgekehrt. Die beste und wirksamste Methode, die Bauchmuskeln zu trainieren, ist eine besondere Art des Aufsitzens (»sit-ups«) mit bestimmten Einschränkungen.

Kopf und Schultern anheben

Beginnen Sie langsam, und versuchen Sie nicht, sich ganz aufzurichten. Legen Sie sich auf den Rücken, mit angezogenen Knien und den Händen auf den Oberschenkeln. Ziehen Sie den Bauch ein, heben Sie Ihren Kopf und die Schultern nicht mehr als 45 Grad vom Boden hoch, und lassen Sie dabei die Hände auf den Oberschenkeln nach oben zu den Knien gleiten. Lassen Sie sie dann wieder langsam zurückgleiten, während Sie den Oberkörper wieder auf den Boden sinken lassen. Wiederholen Sie das bis zu achtmal, und schauen Sie während dieser Übung an die Decke.

Selbsthilfe gegen Streß[1]

Wie können Sie mit Ihrem Problem umgehen?

Sprechen Sie es aus: Teilen Sie es mit. Ihre Mitmenschen werden Ihr Vertrauen begrüßen.

Schreiben Sie es auf: Es in der richtigen Perspektive zu sehen, ist einfacher, wenn es auf dem Papier steht.

Lachen Sie es weg: Machen Sie es leichter mit Humor. Lächeln Sie großzügig.

Halten Sie es fern: Versetzen Sie sich ein paar Jahre in die Zukunft. Wie wichtig wird es dann noch sein?

Lassen Sie es mit den Schultern fallen: Heben Sie die Schultern, und lassen Sie sie dann fallen. Entspannen Sie sich.

Gleichen Sie es aus: Bedenken Sie die positiven Auswirkungen, und freuen Sie sich darüber.

Pusten Sie es weg: Atmen Sie tief ein, und atmen Sie dann ein paarmal schwer aus. Beruhigen Sie Ihre Gedanken.

---

[1] Aus dem Januarheft 1994 des *Colonic International Association Newsletter.*

Streichen Sie es: Denken Sie positiv; lassen Sie nicht zu, daß Sie das Negative nach unten zieht.

Suchen Sie nach Lösungen: Listen Sie praktische Möglichkeiten auf, wägen Sie ab, entscheiden Sie, und handeln Sie dann.

Übertreiben Sie es: Malen Sie sich das Schlimmste aus, was geschehen könnte. Ist das wahrscheinlich?

Verschieben Sie es: Nehmen Sie sich eine Viertelstunde Zeit für eine Kummersitzung – und lassen Sie es solange liegen.

Kämpfen Sie sich durch: Stellen Sie sich vor, Sie hätten Erfolg, und fühlen Sie sich glücklich darüber.

Schaffen Sie es heraus: Betätigen Sie sich körperlich. Machen Sie den Kopf klar, und lenken Sie Ihre Energie um.

Halten Sie es an: Sagen Sie »Halt!«, machen Sie eine Pause, und denken Sie nach. Dann schauen Sie es mit neuen Augen an.

Drehen Sie es um: Erwägen Sie eine entgegengesetzte Strategie, und erkunden Sie Alternativen.

Weichen Sie aus: Richten Sie Ihr Augenmerk auf etwas Erfreuliches in Ihrer Nähe. Finden Sie in die Gegenwart.

Offensichtlich werden prophylaktische Maßnahmen allein nicht ausreichen, um langjährige, tiefsitzende Komplexe, die sich in Störungen der unbewußten Nervenkontrolle des Körpers bemerkbar machen, zu bewältigen. Aber auf der Grundlage von Körperarbeit in Verbindung mit der Bereitschaft, seine Aufmerksamkeit auf die Lösung dieser Probleme zu richten, kann man die faszinierende Reise zur Heilung antreten.

7 Fallbeispiele und Kommentare

Wer möchte schon offen darüber sprechen, daß er Darm-spülungen erhält? In der Öffentlichkeit wohl niemand. Aber vor ein paar Jahren wollte auch noch niemand über Orgasmus sprechen, und heute ist das Thema fast schon ba-nal. Die Zeiten ändern sich. Die Menschen passen sich an – und folgen den unwahrscheinlichsten neuen Trends.

Solange Kolon-Hydrotherapie noch umstritten ist, werden viele Menschen zögern, sich damit behandeln zu lassen. In Wirklichkeit würden wahrscheinlich sehr viel mehr Men-schen diese Therapie ausprobieren, wenn dem nicht so wäre. Doch wie die Dinge nun einmal liegen, muß man auf dem harten Leidensweg der Darmbeschwerden ziemlich weit gediehen sein, bevor die Schmerzen die Vorurteile überwinden.

Jedoch erscheinen in der Presse immer mehr Artikel über diese Therapieform, und fast alle, die darüber schreiben, probieren sie auch aus. Ihre Erfahrungen gleichen sich auf bemerkenswerte Weise: Sie gehen daraus nicht nur mit leichterem Gang, sondern auch mit erleichtertem Gemüt hervor. Natürlich liegt es nahe, eine Sache, die man gerade untersucht, auszuprobieren.

Kritische Äußerungen

Kritik an der Kolon-Hydrotherapie (außerhalb der physiologischen Faktoren, die in Kapitel 3 erwähnt wurden) erfolgt gewöhnlich vom psychologischen Standpunkt aus und hebt zum Beispiel darauf ab, daß eine solche Therapie neurotische (im allgemeinen obsessive) Tendenzen fördere.

Verschiedene Wissenschaftler haben bei Patienten in gastroenterologischen Abteilungen psychologische Faktoren registriert. Doch könnte man daraus eher schließen, daß dies im Zusammenhang mit bestimmten Arten von Darmbeschwerden als mit der Kolon-Hydrotherapie steht. Auf jeden Fall hat zum Glück inzwischen ein Vorurteil seine Gültigkeit verloren, nämlich daß es suspekt ist, wenn irgend etwas psychischen (mentalen) Ursprungs ist. Heute wird allgemein anerkannt, daß alle Krankheiten psychischen Ursprungs sind, denn wo der Geist herrscht, dorthin folgt ihm der Körper. Oder in den Worten eines englischen Gesundheitsexperten: »In Wirklichkeit gibt es keine unheilbaren Krankheiten, sondern nur unheilbare Menschen.«

Selbstverständlich sollte zu der Entscheidung, Kolon-Hydrotherapie auszuprobieren, eine doppelte Verantwortung gehören: die des Therapeuten und die des potentiellen Patienten. Für den Patienten sollte die Verpflichtung darin bestehen, soviel wie möglich über den Zustand seines Darms und die vorgesehene Behandlung zu erfahren und sich seinen Therapeuten sorgfältig auszusuchen. Für den Therapeuten besteht die Notwendigkeit, sich sowohl strikt an den Verhaltenskodex zu halten, wie er vom eigenen nationalen Verband[1] der Kolon-Hydrotherapeuten festgesetzt wurde,

[1] Trotz gewisser Ansätze ist es bis jetzt in Deutschland noch nicht gelungen, einen solchen Verband ins Leben zu rufen.

als auch jene Regeln zu befolgen, wie sie in der Berufsordnung von Fachverbänden (wie zum Beispiel der ›British Complementary Medicine Association‹) stehen. Dort wird von Heilpraktikern ganz klar verlangt, daß sie einen bestimmten Standard an Sorgfalt und professionellem Können einzuhalten haben und keine Leute behandeln, denen die Therapie nicht nützt.

Fallbeispiele

Schwester Allen

Schwester Allen, mit Sitz in London, war seit 1945 im Bereich der Darmspülung und anderer Begleittherapien tätig. Zeitweise hatte sie in ihrer Londoner Praxis drei Behandlungszimmer und vier Umkleidekabinen. Wie noch heute in den USA üblich pflegte sie im Rahmen einer bekannten osteopathischen Praxis zu behandeln.

Später machte sie sich selbständig, und bot immer noch begleitende Therapien wie Physiotherapie und Dampfkabinen an, die nach ihrer Auffassung gut für die Verlagerung und Ausscheidung von Toxinen waren. Der Schwerpunkt ihrer Tätigkeit lag jedoch bei der Kolon-Hydrotherapie und dem Bemühen, durch Beratung in Ernährungs- und anderen Gesundheitsfragen »den Darm dazu zu bringen, selbständig zu arbeiten«.

Als sie zu praktizieren begann, kannte sie nur eine andere Frau ›mit einer riesigen Praxis in London‹, eine ehemalige Oberschwester eines großen Londoner Lehrkrankenhauses, mit einer diskreten und von Berühmtheiten frequentierten Praxis in der Marylebone High Street. Ich selbst habe doch tatsächlich früher in der Wohnung neben jener

Frau gewohnt und sie oft besucht, ohne je etwas von ihrer Praxis zu erfahren. Schwester Allen erinnert sich, daß sich die wenigen unter ihren Zeitgenossen, die sich für das interessierten, was heute als holistische Gesundheit bezeichnet wird, alle kannten. Dazu zitiert sie den Gründer einer führenden englischen Gesundheitsklinik, der einmal prophezeit haben soll: »In hundert Jahren werden sie alle so denken wie wir.«

Allen hatte eine Menge Ärger mit Ärzten, denn diese vermuteten und behaupteten oft genug, daß »sie in ihr Revier eindringen und ihnen das Brot aus dem Mund stehlen würde«. Trotzdem schickten viele Ärzte ihre Patienten vor einer Operation zu ihr, um den Darm vor einem chirurgischen Eingriff oder Röntgenaufnahmen ausspülen zu lassen, »aber niemals zur Behandlung, denn Ärzte wollen nicht zugeben, daß Kolon-Hydrotherapie der Gesundheit nützt«. Einmal besuchte sie ein wichtiges Treffen von Darmchirurgen, meldete sich dort zu Wort und wies darauf hin, daß es für die Patienten von Nutzen sein könnte, wenn die Därme von Abfällen befreit würden. Sie stieß auf eisiges Schweigen, als sie der Versammlung erklärte, daß der Zustand ihrer eigenen Patienten sich besserte und die Augen klarer würden. In der Tat ist Allen selbst mit 77 die beste Werbung für ihre Behandlungsmethode, denn ihr Haar ist noch so gesund und kräftig wie bei einer jungen Frau im besten Alter. Ihre Patienten, so meint sie, »waren nicht durchschnittlich, auf keinen Fall ein Querschnitt«. Sie ordnete sie ein als Menschen, die für sich selbst sorgten.

Hatte sie auch seltsame Kunden? »Auffällig wenige, aber wenn solche Leute auftauchten, geschah das immer infolge meiner Anzeige in der *Times*. Wir konnten sie sofort erkennen, denn sie erschienen mit dem traditionellen Bowler-Hut und dem zusammengefalteten Regenschirm. Natürlich waren nicht alle Männer in diesem Aufzug etwas daneben, aber sie erinnert sich an einen Mann, der doch tatsächlich bei der Behandlung ein Damenkorsett tragen wollte. Doch da er die Behandlung brauchte und dabei keine Schwierigkeiten machte, gaben wir seinen Launen nach.«

Schwester Allen ist davon überzeugt, daß die Methode sich in den vielen Jahren ihrer Tätigkeit immer wieder bewährt hat. Sie ging vor ein paar Jahren in den Ruhestand, nachdem sie fast fünfzig Jahre Kolon-Hydrotherapie praktiziert hatte. Sie selbst hat stets Geräte benutzt, die mit Schwerkraft arbeiten, doch beneidet sie heute die technische Ausstattung moderner Geräte, mit denen Sauerstoff und andere Kräuterzusätze verabreicht werden können.

Nach ihren Erfahrungen waren es die starken Fleischesser, die ihre guten Dienste am nötigsten brauchten. Sie selbst hält sich an eine Ernährung, die reich an frischem Obst und Faserstoffen ist. Weil sie schon jahrelang sorgfältig auf ihre Ernährung achtet, braucht sie nur selten eine Darmspülung; aber sie läßt sich behandeln, wenn es nötig ist. Zu ihrer Erheiterung war sie bekannt als »die Frau, die seltsame Dinge mit den Leuten macht«. Eines Tages wird man sie vielleicht zu den Gesundheitspionierinnen unserer Zeit rechnen.

Kolitis

Doreen (43) hatte die Hoffnung aufgegeben, ihre Kolitis loszuwerden, nachdem sie während der sieben Jahre ihrer Krankheit alles ausprobiert hatte, einschließlich Einläufen mit Steroiden, Kodeinphosphat und oral zugeführten Steroiden. Als sie ihre erste Kolon-Hydrotherapie erhielt, hatte sie die Steroide vier Wochen abgesetzt und litt nicht nur unter ständigen Menstruationsblutungen, sondern mußte auch feststellen, daß ihr Haar ausfiel. Außerdem hatte sie auch regelmäßig Soor und eine Reisephobie. Das bedeutete für sie, daß ihr das Autofahren schwerfiel und es für sie deshalb nicht einfach war, ihre Termine einzuhalten.

Nach der ersten Kolon-Hydrotherapie war sie eine Woche lang frei von ihren üblichen Symptomen von Blutungen und Schleimfluß. Während dieser Periode entschloß sie sich, ihre Ernährung drastisch zu ändern, stellte aber fest, daß ihre Symptome nach dem Verzehr von einer Scheibe Vollkornbrot für einen Tag zurückkehrten. Darauf stellte man bei ihr eine Weizenallergie fest, die durch die Tatsache erschwert wurde, daß ihr Mann ein Café hatte und ihr deshalb Kuchen und Sandwiches ständig zur Verfügung standen.

Nach ihrer dritten Behandlung berichtete Doreen, daß sie ihre ganze Energie zurückgewonnen hätte und ihre Eingeweide während der zwei Monate zwischen den Sitzungen in Ordnung gewesen wären. Doreen kann heute sagen, daß sie sich nie so gut gefühlt habe und ihr Darm nun normal funktioniere, solange sie einigermaßen auf ihre Ernährung achte.

Kommentar

Es wäre einfach, die Besserung bei Doreen nur der Ernährungsumstellung zuzuschreiben. Wie bei so vielen der komplexen Erkrankungen unserer Zeit ist es selten, daß ein Faktor allein irgendeine Besserung bewirken kann. In ihrem Fall führte wahrscheinlich die Reinigung des Dickdarms dazu, daß dieser auf natürlichere Weise auf das Allergen reagierte und so die zugrundeliegende Weizenallergie entdeckt werden konnte.

Krampfadern

Glyn (60) hatte die meiste Zeit in seinem Erwachsenenalter unter Krampfadern gelitten, und wenn sie besonders stark waren, traten an den Venen noch zusätzlich Ekzeme auf. Sonst war er gesund bis auf gelegentliche Migräne.

Nach einer Serie von Kolon-Hydrotherapie-Behandlungen begann er eine Besserung bei den Ekzemen an den Venen festzustellen, und auch die Venen selbst sahen weniger gereizt aus. Inzwischen benutzt er diese Symptome, um zu wissen, wann er behandelt werden muß. Manchmal ist alles nach zwei oder drei Sitzungen vorbei, manchmal sogar schon nach einer. Er braucht höchstens ein halbes Dutzend Behandlungen im Jahr. In jüngster Zeit hat er auch Darmreinigungskuren mit Kräutern ausprobiert, die er für eine gute Ergänzung zur Kolon-Hydrotherapie hält. Er hat dabei alte Kotablagerungen ausgeschieden, die manchmal so schwarz und hart wie Autoreifen waren. Heute fühlt er sich vitaler als in seinen Fünfzigern.

Kommentar

Die Besserung bei Glyn kann direkt der Kolon-Hydrotherapie zugeschrieben werden, denn er hatte keine andere Art von Behandlung, die dafür hätte verantwortlich sein können. Wie die meisten Menschen, die sich infolge einer ›natürlichen Therapie‹ besser fühlen, achtet er nun sorgfältiger auf seine Ernährung, aus der er Fleisch und Milchprodukte fast vollständig gestrichen hat. Sein Bedarf an Darmspülungen nimmt ab.

Notfalloperation am Gehirn

Brian, der Mann einer Kolon-Hydrotherapeutin, hatte sich wegen einer Gehirnblutung (Aneurysma) einer Notfalloperation unterziehen müssen. Nach dem fünf- bis sechsstündigen Eingriff erholte er sich rasch und konnte die Intensivstation fast innerhalb von Stunden verlassen. Es zeigten sich keine negativen Auswirkungen der Operation und auch keine Lähmungserscheinungen. Brians Gesundheitszustand war auf jeden Fall gut; er ernährte sich gesund und hatte regelmäßig bis zu viermal täglich Stuhlgang.

Zwei Monate nach der Operation konnte er plötzlich eine Hand nicht mehr bewegen. Der Chirurg stand vor einem Rätsel und behauptete, daß nicht nur die Hand, sondern der ganze Arm seine Bewegungsfähigkeit verloren haben müßte, wenn es sich um eine Folge der Operation handelte. Er bestand darauf, eine Reihe von Tests durchzuführen, aber bevor Brian zustimmte, ließ er sich von seiner Frau zu einer siebentägigen Reinigungskur (siehe Kapitel 4) überreden.

Am siebten Tag der Kur begannen schwarze, gummiartige, ›vulkanisierte‹ Ablagerungen aus dem Dickdarm ausgeschieden zu werden, »so tiefschwarz, daß sie blau aussahen«. Brian entschloß sich weiterzumachen, und diese Art von Ausscheidungen ging bis zum zehnten Tag weiter. An diesem Tag begann die Hand wieder perfekt zu funktionieren.

Kommentar

Nachdem ich in zwei Fällen erfahren hatte, daß schwarze, gummiartige Substanzen aus dem Darm ausgeschieden worden waren, rief ich einen führenden Darmchirurgen an. Dieser gab an, daß er innerhalb der Darmwände niemals auch nur etwas entfernt Ähnliches gesehen hätte: »Das ist einfach nicht vorgekommen.« Aber ich habe keinen Grund, an diesen Fallgeschichten zu zweifeln. Es gibt auch Fotos, die Kolon-Therapeuten von verhärtetem Darminhalt gemacht haben; Beispiele dafür erscheinen in Bernard Jensens Buch *Tissue Cleansing through Bowel Management* [Bernard Jensen Enterprises, California 1981]. Wem – oder was – soll man glauben?

Chronische Verstopfung

Jenny war 35, als sie zur Kolon-Hydrotherapie kam, nachdem sie nach einem Nervenzusammenbruch zehn Jahre lang unter chronischer Verstopfung gelitten hatte. Sie hatte vielleicht nur einmal pro Woche Stuhlgang. Scheinbar hatte sie alles über ihren Zusammenbruch ›vergessen‹ oder aus ihrem Gedächtnis gestrichen, und sie hatte das Gefühl, ihn verinnerlicht zu haben. Sie war zur Kolon-Hydrotherapie gekommen, weil sie gelesen hatte, daß der Dickdarm in der chinesischen Medizin als ›zweites Gehirn‹ und der Ort, wo wir die reinen von den unreinen Gedanken trennen, betrachtet wird. Dies ließ ihr keine Ruhe.
Ihr Bauch war stark aufgebläht; dem Therapeuten kam er ›sehr voll‹ vor. Während der folgenden Behandlung erlebte sie sowohl eine ungeheure emotionale als auch physische Befreiung und begann sich an völlig vergessene Einzelheiten ihres Zusammenbruchs zu erinnern. In der Folge war Jenny in der Lage, diese Dinge in einer Therapie zu bewältigen. Ihr Darm funktioniert nun regelmäßig.

Kommentar
Nach Ansicht von Kolon-Hydrotherapeuten ist diese Fallgeschichte typisch für ihre Arbeit. Es ist für sie nichts Unge-

wöhnliches, unter ihren Patienten vor allem Frauen zu haben, die nur einmal pro Woche oder alle zwei Wochen oder sogar nur alle zwei Monate Stuhlgang haben. Nach übereinstimmender schulmedizinischer Auffassung wird diesen Frauen mitgeteilt, daß diese zeitlichen Abstände in Ordnung seien, solange sie regelmäßig sind. Aber sie fühlen sich selten wohl.

Nach Behandlung mit Kolon-Hydrotherapie und Ernährungsberatung normalisiert sich bei den meisten der Stuhlgang auf einmal täglich und sie fühlen sich wesentlich besser.

Zwei Fälle von Fremdkörpern im Darm

Wegen des Verdachts auf eine Gallenblasenkrankheit mußte Vladek in seinen Zwanzigern einmal Bariumbrei schlucken. In seinen Vierzigern entschloß er sich zu einer Kolon-Hydrotherapie-Behandlung. Bei der dritten Sitzung schied er die weiße, kreidige Substanz aus, die er vor zwanzig Jahren einnehmen mußte.

Gordon hatte unter Magen- und Lymphkrebs gelitten. Als der Krebs nach einer Operation wieder auftrat, beschloß er, ganz auf schulmedizinische Behandlungsmethoden zu verzichten und statt dessen der Gerson-Therapie zu folgen. Er entschied sich auch für regelmäßige Darmreinigungen, und bei einer solchen Behandlung schied er zusammen mit reichlichen Mengen an altem und verhärtetem Kot auch den Abzugsring einer Getränkedose aus, den er als Kind verschluckt hatte.

Kommentar

Therapeuten berichten von allen möglichen Arten von Dingen, die aus dem Darm ihrer Patienten ans Tageslicht kommen. Manche scheiden Ablagerungen von einer bestimmten Farbe aus, und dabei können sie sich an eine zurückliegende Krankheit oder eine Zeit erinnern, als sie gezwungen wurden, etwas zu essen, was ihnen nicht bekam. Das Interessante daran ist, daß sie ihre alten Erfahrungen während des Ausscheidungsvorgangs oft wieder durchleben und diese anschließend verarbeiten können.

Zusammenfassung

Es gibt auch Menschen, bei denen Kolon-Hydrotherapie einfach nichts bewirkt. Sie scheiden nichts von Bedeutung aus, und manche sogar überhaupt nichts. Die Therapeuten sind darüber geteilter Meinung, denken aber vor allem, daß solche Leute unter Stuhlverhalt leiden, das heißt unfähig sind, auch in diesem Bereich ›loszulassen‹. Aus was für Gründen auch immer sind sie nicht bereit für diese Art von Therapie und können ebensogut darauf verzichten.

Andere gehen von der Kolon-Hydrotherapie über zur Selbstbehandlung mit Kräutern und Ernährung. Glyn ist dafür ein Fall aus jüngster Zeit, weil er einem Verfahren den Vorzug gibt, das in seinen Augen eine natürlichere Methode der Darmpflege ist. Aber er gibt zu, daß es Kolon-Hydrotherapie war, die ihm die Ursache seiner Beschwerden, nämlich einen verschmutzten Dickdarm, aufzeigte und ihn so in die Lage versetzte, etwas dagegen zu unternehmen.

Vielleicht spiegelt diese Art von Einstellung die übereinstimmende Meinung über den Nutzen dieser Therapie wider: daß Kolon-Hydrotherapie von Fehlern der Vergangenheit befreit ist und es für die Zukunft möglich macht, die Gesundheit auf naturgemäßere Art zu pflegen.

Protokoll und Politik

Die Kolon-Hydrotherapie hat einen schweren Stand, seit 1. Laxativa und andere Medikamente zur Entleerung und Kontrolle der Dickdarmfunktion frei verfügbar wurden, und 2. dieses Verfahren als Methode der Operationsvorbereitung in Krankenhäusern aufgegeben wurde. Deshalb kann es bei einer solchen Therapieform nicht überraschen, daß das, was von der Kolon-Hydrotherapie übriggeblieben ist, häufigen Angriffen ausgesetzt ist, und zwar direkt von schulmedizinscher Seite und indirekt von der Pharmaindustrie, welche die Mediziner nach Kräften zu beeinflussen sucht. Die Pharmaindustrie hat kein Interesse an gesunden Dickdärmen, sondern am Verkauf von Abführmitteln für kranke Dickdärme.

In einem solchen Klima muß ein Berufsstand mit größter Sorgfalt darauf achten, daß in seinen Reihen höchste Integrität und Qualität gewahrt werden. In dieser Absicht wurde vor sieben Jahren in Großbritannien die ›Colonic International Association‹ (CIA) gegründet, vor allem in der Absicht, für einen festen Ausbildungsstandard zu sorgen und Verhaltensregeln zur Überwachung und Schulung der Mitglieder zu entwickeln. Für die Vorsitzende Jean Clarke klingt das alles sehr bürokratisch, »aber als praktizierende Therapeutin habe ich gelernt, wie wichtig es ist, gewisse Standards einzuhalten und dann zu verbessern, um ›Cowboys‹ und ›Cowgirls‹ daran zu hindern, in der komplementären Medizin Fuß zu fassen«. Sie ist sich dessen bewußt, daß dies eine kritische Periode für die alternative Medizin ist. Die Aufnahme in die Europäische Gemeinschaft hat für viele Mitgliedstaaten bedeutet, daß viele traditionelle Therapieformen, die in ihren Heimatländern allgemein akzeptiert waren, nun den allgemeinen Gesundheitsbestimmungen der größeren Gemeinschaft zu entsprechen haben. Das läßt keinen Platz für Fehler.

In Amerika finden wir dasselbe unklare, schwankende Bild. Die CIA hat sich inzwischen an ihr amerikanisches Gegenstück, die I-ACT, die in den USA angesiedelte ›International Association for Colon Therapy‹, angeschlossen. Diese Vereinigung wurde vor fünf Jahren zumindest teilweise mit der Absicht gegründet, gesetzgeberische Schritte gegen Kolon-Hydrotherapie verhindern zu helfen. Diese Gefahr bestand zum Beispiel in Kalifornien, doch hat man die Sache vorerst aufgeschoben. Die I-ACT ist auch darauf bedacht, Standards aufzustellen und alle, die mit Kolon-Hydrotherapie zu tun haben, zu überwachen: Therapeuten, Hersteller, Händler, andere Gesundheitspraktiker und sogar ernsthaft interessierte Kunden.

Dies alles ist wirklich notwendig, wenn die Kolon-Hydrotherapie den Übergang von einem wenig bekannten, oft verdächtigten alternativen Verfahren zur Verbesserung der Darmfunktion zu einer anerkannten Therapie schaffen soll, wie zum Beispiel Akupunktur oder die vor ein bis zwei Jahrzehnten ebenfalls kaum bekannte Reflexzonentherapie. Aber eine Prüfung der Alternativen zu dieser Methode rechtfertigt diese Anstrengungen gewiß, denn dies sind Laxativa und Medikamente zur Kontrolle, aber nicht zur Heilung der Dickdarmfunktion, oder dann als letztes Mittel die Darmresektion, die oft noch Kolostomie notwendig macht.

Die natürlichen Alternativen erscheinen da doch wesentlich attraktiver: Ernährung, Kräuter, Reinigungskuren, therapeutische Einläufe – und natürlich eine sorgsam kontrollierte Anzahl von Darmspülungen.

Pro und Kontra

Eine abschließende Übersicht über Pro und Kontra zur Kolon-Hydrotherapie könnte in diesem Schlußkapitel von Nutzen sein, denn das gibt denjenigen, die dieses Buch ganz oder nur teilweise gelesen haben, eine Zusammenfassung der wesentlichen Punkte auf beiden Seiten. Zunächst die (angeblichen) Nutzwirkungen der Kolon-Hydrotherapie:

1. Sie erhöht die Bewußtheit für den Dickdarm und damit auch die Bereitschaft, dieses Organ zu schonen und zu pflegen.
2. Sie reinigt den Dickdarm von unerwünschtem, altem Abfall und macht so seine Muskulatur frei für wichtigere Funktionen wie Peristaltik und natürliche Ausscheidung. Dies wird von allen bestätigt, die unter derartigen Problemen gelitten haben, aber ob Kolon-Hydrotherapie bei allen Menschen so wirkt, ist unbewiesen.
3. Kolon-Hydrotherapie wirkt sowohl entspannend und entkrampfend auf den Darm, als auch anregend, tonisierend und normalisierend. So kann sie auch dazu beitragen, Adhäsionen, Strikturen und entzündliche Anhaftungen zu lösen und bestimmte Darmabschnitte zu lockern. Auch hier sprechen die Erfahrungen von Patienten und Therapeuten dafür, daß das höchstwahrscheinlich zutrifft.
4. Wie ich persönlich erfahren konnte, befreit sie fraglos von überschüssigen Gasen und Blähungen.
5. Sie ist die ideale Behandlung am Morgen nach einer

durchzechten Nacht, obwohl sie hoffentlich nicht allzu oft dafür genutzt wird. Ich vermute, daß die enorme Praxis meiner früheren Nachbarin in Marylebone von vielen Kunden in derartiger Absicht mißbraucht wurde – vor allem von denjenigen, die große Fleischportionen und das gute Leben lieben, dafür aber mit vorzeitigen Schlaganfällen und Herzinfarkten bezahlen müssen.

6. Schließlich gibt es noch einen oft unterschätzten Nutzeffekt, den ich persönlich erfahren und beobachtet habe: Die Behandlung befreit von den törichten Hemmungen im Zusammenhang mit dem Darm und seinen Funktionen. Das kann auch gar nicht anders sein, denn den Beweis sehen Sie bei der Behandlung mit Ihren eigenen Augen!

Hier folgen die Hauptpunkte der Kritik, wie sie gewöhnlich vom Ärztestand vorgebracht werden, sowie ein paar Kommentare dazu:

1. Die Kolon-Hydrotherapie kann einen Lustgewinn verschaffen (lächerlich!). Alle Patienten, mit denen ich darüber gesprochen habe, geben eine Art von Wohlgefühl zu: nach der Erleichterung von den Lasten, die ihnen abgenommen wurden.

2. Sie könnte eine Perforation der Darmwand verursachen. Bei jeder Art von Invasion in den Unterleib besteht die potentielle Gefahr, daß das geschieht, wie Unfälle bei endoskopischer Chirurgie in jüngster Zeit gezeigt haben. Das Geschick des Technikers ist hier der Schlüssel. Jedoch haben mir Kolon-Hydrotherapie-Experten versichert, daß so etwas nicht vorkommen kann, denn Wasser fließt gleichzeitig hinein UND heraus, der Patient ist bei vollem Bewußtsein und vermut-

lich in der Lage, jedes Anzeichen von wirklichem Unbehagen zu spüren und mitzuteilen. Auch geht der Wasserdruck niemals über den hinaus, der durch etwa einen Meter Schwerkraft in einer engen Röhre ausgeübt wird. Das entspricht etwa einem Druck von 140 Gramm pro Quadratzentimeter (0,14 kg/cm^2). Bei modernen Geräten ist dieser Druck auf weniger als 70 Gramm pro Quadratzentimeter reduziert. Der amerikanische Experte Gary Lewkovitch weist darauf hin, daß ein normaler Zwei-Liter-Einlauf einen höheren Druck erzeugen kann, und dasselbe gilt für stagnierende Gase in den Eingeweiden. Sicher ist auch, daß Einläufe größeres Unbehagen im Darm hervorrufen.

3. Sie führt dazu, daß in manchen Fällen lebensnotwendige Behandlungen aufgeschoben werden. Genau aus diesem Grund befolgen die besseren Gesundheitszentren spezifische Richtlinien bei der Überprüfung von Patienten. Aber vielleicht sollte man an dieser Stelle einmal erwähnen, daß die Einnahme von Schmerzmitteln ebenfalls wichtige Behandlungen verzögern kann – und diese kann man am Ladentisch erwerben.

4. Kolon-Hydrotherapie ist gewohnheitsbildend. Viele Leute haben herausgefunden, daß genau das Gegenteil zutrifft. Im Gegensatz zu Einläufen, Abführmitteln, Zäpfchen und dergleichen, die alle zweifellos zur Gewöhnung führen können, stärkt und trainiert eine richtig durchgeführte Kolon-Hydrotherapie den Darm in Wirklichkeit. Aber wie viele andere Dinge im Leben können auch Darmspülungen mißbraucht werden. Sorgfalt ist sowohl auf der Seite des Therapeuten als auch auf der Seite des potentiellen Patienten notwendig. Und wie bei allem kommt es auf das rechte Maß an.

5. Kolon-Hydrotherapie reizt die Darmwände. Das trifft

nicht zu, wenn sie mit richtig vorbehandeltem Wasser, aus dem Chloride und andere Verunreinigungen herausgefiltert wurden, durchgeführt wird. Und das stimmt auch nicht, wenn man sich an die korrekten Durchführungsbestimmungen hält. Laxativa reizen den Darm weitaus stärker und können sogar die Darmwände entfärben.

6. Wichtige Elektrolyte und Darmflora werden ausgewaschen. Dieser Einwand ist ernst zu nehmen, aber er muß in die richtige Perspektive gerückt werden. Erstens sollte man berücksichtigen, daß die Darmreinigung anschließend dazu führen wird, daß der innere ›Garten‹ besser gedeiht, bessere Ernten an Darmflora erbringt und eine bessere Elektrolyt-Aktivität erzeugt. Zweitens gibt man nach der Behandlung Implantate oder spezielle Getränke, um allzu starke Nebenwirkungen dieser Art auszugleichen.

7. Kolon-Hydrotherapie funktioniert nicht. Doch wie erklärt es sich dann, daß diese viel verleumdete und kaum öffentlich werbende Therapie wächst und wächst? Über 90% der Empfehlungen erfolgt durch Mundpropaganda. Was leider den Umfang einschränkt, in welchem dieses Verfahren zur Anwendung kommen könnte, sind die Kosten. Deshalb sollten wir dafür kämpfen, daß mehr natürlichere, körperreinigende Therapieformen wie diese zumindest für eine Probezeit Aufnahme ins staatliche Gesundheitswesen finden. Sie könnten dazu beitragen, die Kosten für viele kostspielige Darmoperationen zu ersparen: Wer kann das wissen, solange keine Versuche durchgeführt werden? Sie würden auch sicherlich ein verstärktes Bewußtsein für den Dickdarm und komplementäre Methoden zur Darmsanierung fördern.

Neue Tendenzen bei den Kolontherapien

Das neue Verständnis des lebenswichtigen Immunsystems und die Erkenntnis, daß 80 % der Immunaktivität im Dickdarm angesiedelt sein könnten, sind Anzeichen dafür, daß Darmtherapien in Zukunft umfassende Bedeutung bei der Bekämpfung von infektiösen und degenerativen Krankheiten erlangen dürften.

Die Forschung macht bereits erste Schritte in diese Richtung. Pioniere wie die deutschen Ärzte Hans Peter Rusch, Arthur Becker, Hans Kolb und F.W. Hantel haben bei Rheumapatienten sehr positive Resultate erzielt, indem sie den Dickdarm mit vorteilhafter Flora besiedelten. Dabei benutzten sie zuerst Vakzine mit hohem Verdünnungsgrad und zuletzt lebende Kolibakterien. Diese Implantate schienen die Aktivität des Immunsystems zu normalisieren und daher zur Kontrolle der rheumatischen Beschwerden beizutragen. F.W. Hantel hat auch Kolitis-Patienten auf diese Weise mit Erfolg behandelt. In diesem Zusammenhang ist auch erwähnenswert, daß die Enzymtherapie eine entscheidende Rolle bei dieser neuen Vorgehensweise spielen dürfte. Die Kolon-Hydrotherapie hat noch einen langen Weg vor sich, und in der Zwischenzeit scheint eine ähnliche Art von Qualitätskontrolle wie in der verarbeitenden Industrie erforderlich zu sein, wenn die zahlreichen und zum Teil sehr respektablen Kritiker dieser Therapie ein für allemal zum Schweigen gebracht werden sollen.

Die Standesvertretungen solcher Therapeuten haben erkannt, daß Versuche und Forschungen durchgeführt werden müssen, um die Ansprüche der Kolon-Hydrotherapie zu überprüfen. Vorläufig gilt es, einen festen Fuß in die Tür zur alternativen Gesundheitsszene zu setzen, um einen Platz für eine Therapie zu bewahren, die sich im Lauf der Zeit und bei sorgfältiger Anwendung als ein nützliches Zusatzverfahren bei der Vorbeugung und Heilung aller möglichen Arten von Darmbeschwerden erweisen dürfte.

Leseliste

Aivanhov, M.O.: Yoga der Ernährung, Fréjus 1989

Blechschmidt, Jutta und Meinhof, Wolf: Candida-Mykosen in der Praxis ..., Berlin 1989

Collier, Renate: Wie neugeboren durch Darmreinigung, München 1995

Crook, William G.: Sind Sie allergisch ..., Heidelberg 1991

Dahlke, Rüdiger und Hößl, Robert: Verdauungsprobleme ..., München, Knaur TB 76026

David, Marc: Vom Segen der Nahrung, Interlaken 1991

Dürckheim, Karlfried Graf: Hara – Die Erdmitte des Menschen, München 1994[17]

Fasching, Rosina: Teepilz Kombucha, Stuttgart 1994[20]

Frank, Günther W.: Kombucha – Das Teepilz-Getränk, Stuttgart 1995[11]

Gerson, Max: Eine Krebstherapie – Berichte über fünfzig geheilte Fälle, Ritterhude 1995

Golz, Helmut K.: Kombucha, Genf 1995[5]

Gray, Robert: Das Darmheilungsbuch, München 1995, Knaur TB 76119

Höhn, Wolfgang: Heilfasten mit Früchten, München 1995, Knaur TB 76109

Kienholz, Erich: Magenerkrankungen und Darmerkrankungen naturgemäß behandeln, Heidelberg 1991

Kinon, Ulla: Mykosen – Pilzinfektionen, die (un)heimliche Krankheit, Düsseldorf 1995[3]

Kraske, Eva M.: Candida – Pilzinfektionen natürlich behandeln, München 1995

Kuhlmann, Dirk: Die Pilz-Invasion, Lindau 1991

Leadbeater, Charles W.: Die Chakras, Freiburg 1994[11]

Leibold, Gerhard: Gesunde Darmflora, Wiesbaden 1992

Leibold, Gerhard: Verdauung ohne Probleme, Wiesbaden 1989

Loebert, Lothar: Darmkrankheiten, Stuttgart 1991

Messing, Norbert: Die Praxis der Entschlackung, Bad Schönborn 1995

Messing, Norbert: Die Darmflora, Bad Schönborn 1995

Müller-Lissner, Stefan: Darmerkrankungen, Berlin 1994

Pfeiffer, Amrei: Magen-Darm-Beschwerden natürlich behandeln, München 1995[5]

Pflugbeil, K.J. und Niestroj, I.: Gesundheit aus dem Bauch, München 1994

Rauch, Erich: Die Darm-Reinigung nach F.X. Mayr, Heidelberg 1990[38]

Rauch, Erich: Die F.X. Mayr-Kur ... und danach gesünder leben, Heidelberg 1990

Rost, Jutta: Die Candida-Mykose, Stuttgart 1994

Shimberg, Elaine F.: Der gestreßte Darm, Reinbek (rororo TB 9105)

Trickett, Shirley: Angstzustände und Panikattacken erfolgreich meistern, 1995

Ullrich, Manfred: Colon-Hydro-Therapie – chronische Krankheiten durch Darmsanierung heilen, Wiesbaden 1994

Vollmer, Joachim B.: Der Darm – Basis der Gesundheit, Lindau 1994

Walker, Norman: Darmgesundheit ohne Verstopfung, Ritterhude 1994[4]

Weiss, Helmut: Kranker Darm, kranker Körper, Heidelberg 1994[3]

Adressen von Kolon-Hydrotherapeuten

Zwei große deutsche Fachhandlungen für Kolon-Hydrotherapie-Geräte haben sich freundlicherweise bereit erklärt, interessierten Lesern bei der Suche nach einem Kolon-Hydrotherapeuten zu helfen. Wenn Sie also wissen wollen, wo in Ihrer Nähe ein Kolon-Hydrotherapeut arbeitet, können Sie sich an folgende Firmen wenden:

B & K Medizinbedarf GmbH
(Geschäftsführer H. Bohnstedt)
Jahnstr. 6
63834 Sulzbach/Main
Telefon: 0 60 28–20 47 7
Fax: 2 04 88

KRESS GmbH
Buschstr.6
63768 Hösbach
Telefon:0 60 21–55 09 66
Fax: 55 09 77

Nach Angaben der beiden Firmen ist inzwischen mit über 500 Kolon-Hydrotherapeuten eine flächendeckende Versorgung im deutschsprachigen Raum gewährleistet.

Therapeutenlisten (für die Schweiz) stellen auf Anfrage zur Verfügung:

Hydrozei (Geschäftsführer Herr R. Zeitheim)
Gewerbehaus im Weissenthal
CH–8483 Kollbrunn
Telefon: 0 52 - 3 94 04 04
Fax: 0 52 - 3 94 04 03

Editions Soleil
32, av. Petit-Senn
CH–1225 Chêne-Bourg, Genève
Telefon: 0 22 - 49 24 70 (Vorwahl aus Deutschland: 00 41)

In Großbritannien und den USA können Sie sich an die zuständigen Verbände wenden:

CIA (Colonic International Association)
16, England's Lane
London, NW3 4TG

I-ACT (Register of Colonic Hydrotherapists)
11739, Washington Boulevard
Los Angeles, Ca 90066